T0197078

essentials

Essentials liefern aktuelles Wissen in konzentrierter Form. Die Essenz dessen, worauf es als „State-of-the-Art" in der gegenwärtigen Fachdiskussion oder in der Praxis ankommt. *Essentials* informieren schnell, unkompliziert und verständlich

- als Einführung in ein aktuelles Thema aus Ihrem Fachgebiet
- als Einstieg in ein für Sie noch unbekanntes Themenfeld
- als Einblick, um zum Thema mitreden zu können

Die Bücher in elektronischer und gedruckter Form bringen das Fachwissen von Springerautor*innen kompakt zur Darstellung. Sie sind besonders für die Nutzung als eBook auf Tablet-PCs, eBook-Readern und Smartphones geeignet. *Essentials* sind Wissensbausteine aus den Wirtschafts-, Sozial- und Geisteswissenschaften, aus Technik und Naturwissenschaften sowie aus Medizin, Psychologie und Gesundheitsberufen. Von renommierten Autor*innen aller Springer-Verlagsmarken.

Bernhard Stier · Georg Kornhäusel

Manual Jungenmedizin I – Untersuchung und relevante Krankheitsbilder

Orientierungshilfe für Pädiater, Hausärzte und Urologen

2. Auflage

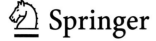 Springer

Bernhard Stier
Hamburg, Deutschland

Georg Kornhäusel
Universitätsklinik für Kinder- und
Jugendchirurgie
Graz, Österreich

ISSN 2197-6708   ISSN 2197-6716   (electronic)
essentials
ISBN 978-3-662-68261-6   ISBN 978-3-662-68262-3   (eBook)
https://doi.org/10.1007/978-3-662-68262-3

Die Deutsche Nationalbibliothek verzeichnet diese Publikation in der Deutschen Nationalbiblio-
grafie; detaillierte bibliografische Daten sind im Internet über http://dnb.d-nb.de abrufbar.

Planung/Lektorat: Christine Lerche
Springer ist ein Imprint der eingetragenen Gesellschaft Springer-Verlag GmbH, DE und ist ein Teil
von Springer Nature.
Die Anschrift der Gesellschaft ist: Heidelberger Platz 3, 14197 Berlin, Germany

Das Papier dieses Produkts ist recyclebar.

Was Sie in diesem *essential* finden können

Dieses *essential* gibt Ihnen

- ... eine Einführung in die Jungenmedizin: Was bewegt Jungen in Hinblick auf Gesundheit, was wissen wir zu Jungen und Gesundheit, worauf müssen wir bei den Vorsorgen achten und wie und was beinhaltet die Untersuchung
- ... vermittelt Ihnen anhand von Fallbeispielen das notwendige Wissen zu ausgesuchten Krankheitsbildern. Hierbei werden ...
- ... das Vorkommen, der Stellenwert in der Grundversorgung, die Diagnostik und Therapie besprochen

Geleitworte zur 1. Auflage

Bereits im Jahr 2012 veröffentlichten Bernhard Stier und Reinhard Winter das „Handbuch Jungen und Gesundheit", das die interdisziplinären Aspekte der Jungengesundheit aus Medizin, Psychologie und Pädagogik zum Thema hat. Mit dem nun vorliegenden „Manual Jungenmedizin" liegt jetzt ein Kompendium für all diejenigen Fachrichtungen vor, die sich mit der Jungengesundheit in all ihren Facetten befassen. Ein Handbuch für die Kitteltasche, in welchem der Leser in knapper und übersichtlicher Form die wesentlichen Themen der Jungenmedizin aus der Praxis und für die Praxis vorfindet. Als Präsident des Berufsverbands der Kinder- und Jugendärzte BVKJ e. V. beglückwünsche ich den Kinder- und Jugendarzt Bernhard Stier zu seinem neuen Werk in einem Bereich, der thematisch oftmals nach wie vor zu kurz kommt.

Dr. med. Thomas Fischbach
Präsident des Berufsverbands der
Kinder- und Jugendärzte e. V. (BVKJ)
Deutschland

Interdisziplinäres Zusammenarbeiten ist besonders dann gefordert, wenn Jugendliche an der Grenze zu unterschiedlichen Lebensphasen behandelt werden. Hier sind Kenntnisse der Kinder- und Jugendheilkunde, der Kinderchirurgie und Kinderurologie, aber eben auch Kenntnisse der Erwachsenenmedizin und hier speziell der Urologie gefragt und müssen aufeinander abgestimmt werden. So ist dies ein besonderes Handbuch, welches sich diesem interdisziplinären Ansatz öffnet und so ein guter Ratgeber zu sein verspricht. Die Betreuung der jugendlichen Knaben wird davon sicherlich profitieren. Als Vorsitzender der Arbeitsgemeinschaft Kinderurologie der Deutschen Gesellschaft für Kinderchirurgie (DGKCH)

kann ich dem Autor zu dem Werk nur gratulieren und mich für die bisherige
Zusammenarbeit bedanken.

Prof. Dr. med. Dr. h.c. Maximilian Stehr FEAPU
Kinderchirurgie und Kinderurologie in der
Cnopf'schen Kinderklinik Nürnberg
Vorsitzender der AG Kinderurologie der DGKCH

Aus urologischer Sicht beglückwünsche ich Herrn Stier zu seinem Werk, weil
es erneut die Jungen als soziale und gesundheitliche Verlierer der Moderne in
den Fokus nimmt. Seit vier Jahren bemühen sich die urologischen Verbände
durch die Etablierung unserer Jungensprechstunde, die Kinder-und Jugendärzte
in dem Bemühen zu unterstützen, die Probleme und Fragen der Jungen rund um
die schwierige Lebensphase der Pubertät aufzunehmen und lösen zu helfen. Wir
freuen uns diesbezüglich auf eine harmonische Zusammenarbeit, sehen dieses
Buch als ein wichtiges, verbindendes Modul und hoffen auf weite Verbreitung
im Sinne unserer gemeinsamen Ziele.

Dr. med. Wolfgang Bühmann
Facharzt für Urologie – Andrologie
Med. Tumortherapie –
Qualitätsmanagement Schriftleiter/
Editor „Der Urologe" – Keitumer
Süderstr.33 c, 25980 Sylt OT Keitum

Vorwort zur 2. Auflage

Seit der 1. Auflage des Manual Jungenmedizin 2017 sind zahlreiche weitere Veröffentlichungen – auch aus eigener Feder – zu diesem Thema erschienen. Vieles hat sich gewandelt und neuere Erkenntnisse wurden gewonnen. So sind wir Frau Dr. Christine Lerche vom Springer-Verlag außerordentlich dankbar, dass sie, ohne zu zögern, einer 2. Auflage in diesem Umfang zugestimmt und sie ermöglicht hat. Wegen der Fülle notwendiger Informationen musste das ehemalig in einem Band erschienene Werk nunmehr auf mehrere *essentials* aufgeteilt werden.

Ich bin sehr froh, dass – damit verbunden – auch ein zweiter Wunsch von mir in Erfüllung geht: Ich konnte Herrn Dr. Georg Kornhäusel, einen jungen, an der Jungenmedizin sehr interessierten Kollegen aus Graz, gewinnen, bei der Herausgeberschaft mitzuwirken (LKH Univ.-Klinikum Graz, Univ.Kl. f. Kinder- u. Jugendchirurgie). Damit verbinde ich auch die Übergabe des „Staffelstabes" an die nächste Generation. Während ich die federführende Herausgeberschaft für die zweiteilige Ausgabe des ehemals einbändigen Manuals innehabe, wird Herr Kornhäusel die Herausgeberschaft federführend für den 3. Teil übernehmen.

Die übrigen fehlenden ehemals im Manual Jungenmedizin (1. Auflage) enthaltenen Kapitel zum Kallmann-Syndrom und zu den Hodentumoren u. A. sowie weitere Kapitel, z. B. zu den Stadien der Pubertätsentwicklung bei Jungen, Fehlbildungen des Harntraktes, Varianten der Geschlechtsentwicklung, Transsexualität und Fallberichte werden in einem dritten *essential* erscheinen.

Wir beide verbinden mit diesem nunmehr dreiteiligen Manual Jungenmedizin die Hoffnung, dass die Beschäftigung mit der Jungenmedizin/Jungengesundheit weitere Verbreitung findet, damit sie aus ihrem Nischendasein heraustritt und zukünftig zum Standardrepertoire in der Pädiatrie, Urologie und Allgemeinmedizin, – sowohl in Klinik wie Praxis – wird. Wir wünschen uns, dass zukünftig die

Jungenmedizin den gleichen Stellenwert bekommt, wie es inzwischen die Kinder-
und Jugendgynäkologie erfahren hat.

Hamburg   Bernhard Stier
Graz   Georg Kornhäusel

Inhaltsverzeichnis

Jungenmedizinische Untersuchung 1

Definition (in Anlehnung an die Definition der Kinder- und Jugendmedizin) Jungenmedizin beinhaltet die jungenspezifischen Belange in Forschung, Versorgung und Betreuung von Jungen. Dabei bezieht sie sich wesentlich auf den Altersbereich von 0- ca. 24 Jahre mit fließendem Übergang in das „junge Erwachsenenalter".

Die Alterspanne bis 24 Jahre zu wählen, orientiert sich an der biologischen, mentalen und psychosozialen Entwicklung von Jugendlichen und erleichtert Investitionen im umfassenderen Maß in dieser vulnerablen Entwicklungsphase. Das Gebiet der Jungenmedizin umfasst die jungenspezifische Erkennung von Besonderheiten in der Behandlung, Prävention (incl. Schutzimpfungen), Rehabilitation und Nachsorge körperlicher, neurologischer, psychischer und psychosomatischer Erkrankungen, Verhaltensauffälligkeiten, Entwicklungsstörungen und Behinderungen des männlichen Säuglings, Kleinkindes, Kindes und Jugendlichen von Beginn bis zum Abschluss seiner somatischen Entwicklung einschließlich pränataler Erkrankungen, Neonatologie und der Sozialpädiatrie.

Jungenmedizin ist Bestandteil der Jungengesundheit. Diese beschäftigt sich im Sinne des salutogenetischen Ansatzes damit, dass jeder Junge das grundsätzliche Bestreben hat, seine gesundheitlichen Anteile zu vermehren und dadurch gesünder zu werden. Dementsprechend zielt Jungengesundheit darauf ab, die Jungen dabei zu unterstützen, ihr gesundheitliches Potenzial zu stärken. Dies setzt bei der Nutzung der jeweils vorhandenen Ressourcen an.

© Der/die Autor(en), exklusiv lizenziert an Springer-Verlag GmbH, DE, ein Teil von Springer Nature 2023
B. Stier und G. Kornhäusel, *Manual Jungenmedizin I – Untersuchung und relevante Krankheitsbilder*, essentials,
https://doi.org/10.1007/978-3-662-68262-3_1

Jungen und Gesundheit
Was lässt Jungen, wenn überhaupt, das medizinische Versorgungssystem in Anspruch nehmen?

- Vorsorgen (z. B. J1: maximal bis 60 % Teilnahmequote[1])
- Akute Gesundheitsprobleme (Atmung/Infekte & Hauterkrankungen etc.)
- Verletzungen/orthopädische Probleme
- Psychosoziale Probleme (Schule, Familie, u. a.)
- Probleme im Zusammenhang mit Genitalsystem (cave: Hidden Agenda!)
- Impfungen
- …

Dies alles sind hervorragende Gelegenheiten für einen Beziehungsaufbau zur Verbesserung der medizinischen Betreuung (Relationship).

Barrieren für die gesundheitliche Versorgung von Jungen sind

- Sehr begrenzt vorhandenes medizinisches Fachpersonal mit jungenmedizinischer Expertise
- Ein sich hartnäckig haltendes, überkommenes Männlichkeitsbild, das auch von medizinischem Fachpersonal unkritisch weitervermittelt wird (tapfer sein, nicht weinen bei der Spritze; „du bist doch ein Junge")
- Skepsis gegenüber der körperlichen Untersuchung, besonders bei der Untersuchung des Genitalbereichs
- Eingeschränkte Möglichkeit anonymer Konsultation
- Zweifel bezüglich der Schweigepflicht
- Bei Jungen mit Migrationshintergrund insbesondere mit muslimischem Hintergrund: Scham; „Unreinheit" des Körpers, v. a. in Verbindung mit Sexualität, aber auch mit Nacktheit

▶ **Merke**

Jeder Arztbesuch sollte zum Beziehungsaufbau genutzt werden! Insbesondere sollten, wenn es sich aus dem Gesprächsverlauf – und sei es nur ansatzweise – ergibt, Informationen zu Impfungen, insbesondere Hepatitis B und HPV,

---

[1] Schulz M et al. (2016) Teilnahme an der Jugendgesundheitsuntersuchung J1 in der gesetzlichen Krankenversicherung (GKV). https://doi.org/10.20364/VA-16.08.

und Informationen zu **Chlamydieninfektionen,** sowie zur **Vaterschaftsverhütung** vermittelt werden. Ein Beziehungsangebot und eine jungenmedizinische Expertise kann die Konsultationsfrequenz deutlich steigern.

Stellenwert in der Grundversorgung
Die Datenlage scheint eindeutig zu sein. Jungen gehen nach Einsetzen der Pubertät seltener zum Arzt, scheinen weniger krank zu sein (Rattay et al., 2014). Sind also Jungen ab der Pubertät das gesündere Geschlecht? Nein! Bis zur Pubertät gehen Jungen gleichermaßen wie die Mädchen mit einem Elternteil oder motiviert durch die Eltern zum Arzt/Ärztin. Dabei lernen sie, dass Gesundheit etwas mit Weiblichkeit zu tun haben muss (schließlich war es die Mutter, die sich primär darum gekümmert hat). In der Pubertät, der Zeit der Autonomiebestrebungen, kommt es zur Abnabelung und der Suche nach der eigenen Geschlechtsidentität. Dabei ist bei Jungen der Abgrenzungsgedanke gegenüber allem Weiblichen deutlich ausgeprägt. So kommt es zur Verzerrung der Gesundheitsdaten durch geschlechterstereotype Selbstdarstellung (Hurrelmann & Kolip, 2002).

Im Editorial seiner Dezemberausgabe 2015 ist im Lancet unter der Überschrift „Adolescent health: boys matter too" zu lesen, dass aus verschiedenen Gründen der Schwerpunkt bezüglich der Gesundheit von Jugendlichen, mehr auf die Mädchengesundheit gelegt wird.

Worauf ist bei den Vorsorgen zu achten (Stier 2014)
Bei Geburt: Hypospadie

- Je proximaler der Meatus liegt, desto häufiger sind Fehlbildungen der ableitenden Harnwege nicht ausgeschlossen (es heißt „Urogenitaltrakt"!). Valide Daten dazu fehlen allerdings.
- Korrektur: optimales Zeitfenster um den 1. Geburtstag (der Junge darf **nicht** zirkumzidiert sein!)

▶ **Merke**

Jungen mit proximalen Hypospadien (insbesondere in Kombination mit Hodenhochstand) immer einer erweiterten Diagnostik zuführen! (z. B. Begleitfehlbildungen, Syndrome, DSD (Differences of Sex Development) etc.)

▶ **Cave: Erkrankung ist den Eltern fast unbekannt oder wird tabuisiert.**

U2–U6

Physiologische Phimose (besser: Vorhautenge) (96 %) bzw. Vorhautverklebung
CAVE: Nicht versuchen, die Vorhaut über die Eichel zu schieben! Kein Lösen
der Verklebung vornehmen!
Hygiene:

- Penis mit lauwarmem Wasser abspülen.
- Wenn überhaupt, dann Vorhaut nur so weit zurückstreifen, wie es problemlos möglich ist.
- Im späteren Kindes- und Schulalter ist der Junge selbst für die Hygiene zuständig.

▶ **Merke**

- Eine kurzzeitige Ballonierung der Vorhaut von ca. 2–3 s unter Miktion mit hernach gutem Urinstrahl ist völlig harmlos und bedarf keiner weiteren Diagnostik!
- Bei persistierender Ballonierung unter Miktion → Nierenaufstau ausschließen (sehr selten!) (z. B. Ultraschall). **Lichen sclerosus ausschließen**

Hodenhochstand

- Häufigkeit von 0,7–3 % bei reifgeborenen Jungen, bei Frühgeborenen bis zu 30 %. Häufigste kongenitale Anomalie des Urogenitaltraktes.
- In ca. 0,8 % auch (noch) im Jugendalter vorkommend (z. B. Pendelhoden wird zum Gleithoden durch sekundäre Aszension). Spontaner Deszensus bei ca. 7 % aller betroffenen Knaben in den ersten 6 Lebensmonaten (jenseits des 1. Halbjahrs ist kaum noch ein spontaner Deszensus zu erwarten).

U6–U10
Lichen sclerosus:

- seltene, chronisch entzündliche, nicht ansteckende Hauterkrankung (Autoimmunerkrankung?)

Phimose/Vorhautverklebung:

- Durch Reifungsvorgänge kommt es zur Auflösung der physiologischen Phimose (Vorhautenge) meist bis zum Schulkindesalter, spätestens aber bis zur Pubertät. Zuwarten ist geboten!

Pendelhoden/Gleithoden:

- Pendelhoden vs. Gleithoden: Ein Pendelhoden ist eine Normvariante, sollte aber regelmäßig kontrolliert werden, da er durch die sekundäre Aszension zum Gleithoden werden kann (Eltern instruieren). Der Gleithoden bedarf wegen der Gefahr des „Sekundärschadens" der operativen Behandlung (Orchidopexie).
- Die sekundäre Aszension führt zum Gleithoden. Bei diesem besteht die Gefahr des Sekundärschadens (Störung der Spermiogenese durch Erwärmung). Es liegt kein Primärschaden vor, wie er bei einem primären Hodenhochstand gegeben ist. Ein Gleithoden sollte immer operiert werden. Nach Abschluss des Körperwachstums besteht die Gefahr der sekundären Aszension nicht mehr. Hingegen ist das Risiko einer Hodentorsion bei Vorliegen eines Pendelhodens erhöht.

Pendelhoden/Gleithoden: Der Pendelhoden lässt sich im Gegensatz zum Gleithoden spannungsfrei an den unteren Skrotalpol verlagern und bleibt auch dort bis zur Auslösung des nächsten überschießenden Kremasterreflexes. Eine Hormontherapie oder Operation ist beim Pendelhoden nicht indiziert. Der Pendelhoden bedarf **keiner** Korrektur. Er sollte jährlich kontrolliert werden, da in ca. 2–45 % (S2k Hodenhochstand – seit 2021, z. Zt. in Bearbeitung) der Fälle im Wachstumsverlauf eine sekundäre Aszension auftreten kann (→ Gleithoden).

Jugendalter (U11/J1/J2)

Wesentliche Voraussetzung für die Beurteilung körperlicher und insbesondere genitaler Veränderungen im Jugendalter ist die Kenntnis der Entwicklungsereignisse bei Jungen in der Pubertät (Abb. 1.1).

U11 und J1–J2

Phimose (Vorhautretraktion durch den Patienten demonstrieren lassen) => siehe dort
Lichen sclerosus (siehe dort)
Hirsuties papillaris penis („Hornzipfel") => siehe dort

▶ Merke

- Unterschiedliche Hodengröße (siehe Normwerte Joustra et al., 2015)
- Die damit verbundene Aufklärung der Eltern. Zur Diagnoseunterstützung z. B. bei V.a. Klinefelter-Syndrom spielt das kontinuierliche Hodengrößenmonitoring eine Rolle, da es hierbei zu unterschiedlichem Hodenwachstum kommen kann

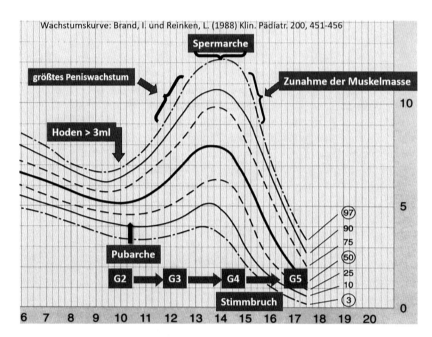

Abb. 1.1 Entwicklungsereignisse bei Jungen, Wachstumskurve. (Nach Brand & Reinken, 1988)

- ein einseitiger Beginn des Hodenwachstums ist relativ häufig
- Differenzen von 2–3 ml sind tolerabel
- Weitere Abklärung bei deutlicheren Größenunterschieden angeraten
- Untersuchung im Liegen **und** im Stehen (Varikozelen werden sonst übersehen – siehe dort)

Wichtig ist die kontinuierliche Dokumentation der Hodenuntersuchungen (insbesondere bei Pendelhoden) in den ersten Lebensjahren im Rahmen der Früherkennungsuntersuchungen und bis es zum Sistieren des Hodenwachstums kommt. (Stichwort: Klinefelter-Syndrom: „kleine, feste Hoden" – sistieren bei ca. 5–6ml).

Anleitung zur Selbstuntersuchung (Stier 2010) immer nutzen (Abb. 1.2)
Untersuchung bei Jungen – zumal im Jugendalter – generelle Prinzipien

- Beachten Sie das natürliche Schamgefühl!
- Initiale Erläuterung der Untersuchung und deren Ablauf

- Klärung der Anwesenheit weiterer Personen (z. B. Mutter/Vater, Person des Vertrauens (Partner/in) oder ggf. auch Personal)
- Schweigepflicht Aufklärung
- Erwartungen des Patienten erfragen und berücksichtigen
- Kommentare und Erklärungen während der Untersuchung nicht vergessen
- Vermeidung von ausschweifenden Erklärungen, erst recht, wenn der Patient sich im spärlich bekleideten Zustand befindet
- **Anleitung zur Selbstuntersuchung** bei der Untersuchung des Genitales

▶ Merke

- Nie eine Untersuchung des Patienten im völlig entkleideten Zustand vornehmen; erst bei der Untersuchung des Genitale sollte der Patient die Unterhose kurzzeitig ausziehen
- Nie Störungen seitens des Personals zulassen! Die Jungen vorher fragen, ob jemand vom Personal bei der Untersuchung dabei sein sollte oder darf

Die Untersuchung

Vorbereitung
- Erklärung vor der Untersuchung
- Lage auf der Untersuchungsliege, dann ggf. im Stand bei heruntergelassener Unterhose (wichtig z. B. bei Verdacht auf Varikozele)
- Inspektion des Genitales und seiner Umgebung

Inspektion der Haut im Inguinalbereich/Hygiene etc.
- Inspektion der Pubesbehaarung
- Pubertätsentwicklung/Tannerstadien (vgl. Abb. 1.1 und 1.3)
- Läuse, Flöhe, Skabies etc.

Palpation
- Leistenbereich → Lymphknoten?
- Vorhautretraktion (durch den Patienten vornehmen lassen)
- Untersuchung des Skrotums:
  - Vorsichtiges Abtasten des Hodens und Nebenhodens zwischen Daumen und ersten zwei Fingern
  - Achten auf Schwellung/Seitendifferenz, Knoten, Oberflächenveränderung, lokale Schmerzen etc.

Untersuche regelmäßig Deine Hoden!

Jungen ab der Pubertät sollten regelmäßig eine Selbstuntersuchung der Hoden durchführen. So lassen sich Veränderungen am Hoden, die sich während der Pubertät entwickeln können (u.U. auch Hodentumore!) frühzeitig entdecken. Meistens ist alles in Ordnung. Die Selbstuntersuchung der Hoden ist sehr einfach und benötigt nur wenig Zeit. Sie kann am besten morgens oder abends unter der Dusche durchgeführt werden.

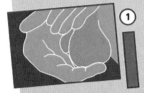

Betaste zunächst den Hodensack und die Hoden mit geöffneter Handfläche von unten, indem Du die Hand leicht auf und ab bewegst. So bekommst Du ein Gefühl für die Größe und das Gewicht Deiner Hoden.

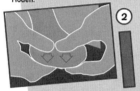

Jeder Hoden sollte vorsichtig mit beiden Händen abgetastet werden. Lege dazu Deinen Zeige- und Mittelfinger unter den Hoden, die Daumen auf den

Hoden. Rolle den Hoden dann zwischen Daumen und Fingern hin und her. So können Unebenheiten oder Knoten leicht ertastet werden. Die Oberfläche der Hoden ist glatt, ohne Verhärtungen oder Erhebungen. Die Hodengröße kann leicht unterschiedlich zwischen rechts und links sein

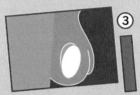

Versuche den Nebenhoden zu finden, der für die Speicherung der in den Hoden gebildeten Samen zuständig ist. Er liegt dem Hoden zur Innenseite an und sollte nicht mit einem auffälligen Befund verwechselt werden. Typisch für einen auffälligen Befund ist meist ein schmerzloser Knoten im Hoden selbst oder dem Hoden anliegend.

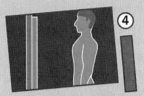

Schaue zum Schluss an Dir hinunter oder betrachte Dich im Spiegel und schau ob Dir eine Schwellung im Bereich des Hodensackes auffällt. Ist alles OK? Prima, kontrolliere Deine Hoden ca. einmal pro Woche. Sollte Dir etwas aufgefallen sein, dann wende Dich an den/die Kinder- und Jugendarzt/In Deines Vertrauens Sie werden Dir sicher weiterhelfen.

Abb. 1.2 Anleitung zur Selbstuntersuchung (Stier 2010)

- Hodenvolumenbestimmung (Orchidometer versus Sonographie siehe Nomogramme Joustra et al., 2015 Abb. 1.4)
- Abtasten des Samenleiters

Palpation des Penis (vom Patienten demonstrieren lassen!) (siehe auch Veale et al., 2015 Abb. 1.5)

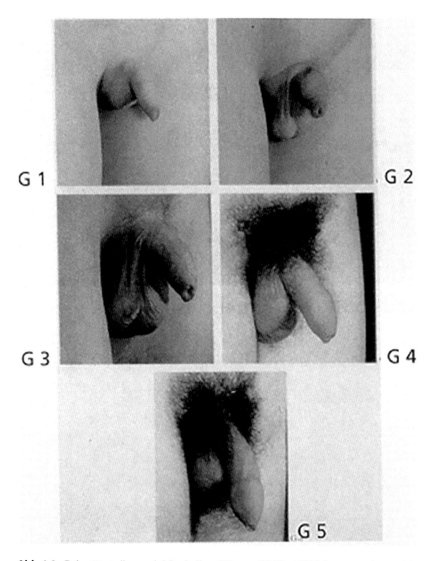

Abb. 1.3   Pubertätsstadien nach Marshall und Tanner (1969). (Abbildungen nach van Wieringen et al., 1965)

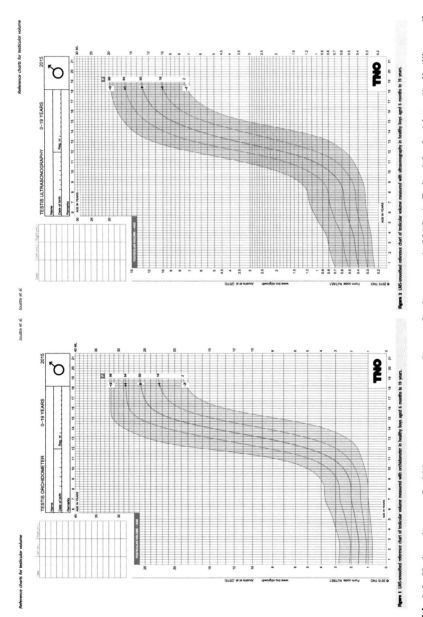

Abb. 1.4 Hodenvolumen – Orchidometermessung versus Sonografie (Joustra et al., 2015 – in Farbe siehe dort) https://onlinelibrary.wiley.com/doi/10.1111/apa.12972

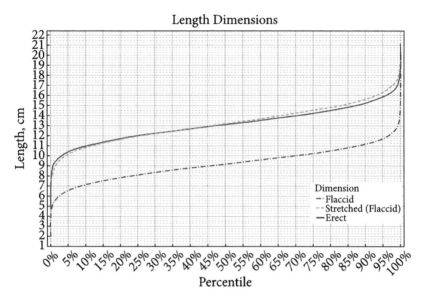

Abb. 1.5 Nomogramm der Penislänge – erschlafft – gestreckt – erigiert (Veale et al., 2014 in Farbe siehe dort) https://pubmed.ncbi.nlm.nih.gov/25487360/

- Penisgröße – Penisschaft – Glans penis – Vorhaut (Ulzerationen, Verletzungen, Frenulum- Verkürzung, Entzündungen usw.)
- Vorhaut vom Patienten zurückziehen lassen
- Vorsichtige Kompression der Glans penis zur Darstellung des Meatus urethrae (wichtig z. B. bei Verdacht auf Meatusstenose) → Ausfluss? → Lage und Form
- Evtl. Untersuchung auf Herniation
- Nur in medizinisch begründeten Ausnahmefällen sollte eine rektale Untersuchung stattfinden (sehr selten notwendig – Begründung!)

▶ **Merke**

Palpation unbedingt

- bei allen sexuell aktiven Jungen sowie bei Verdacht auf sexuell übertragene Erkrankungen (STD),
- bei skrotalem Trauma, Verdacht auf Hydrozele, Varikozele, Spermatozele oder Tumor,

- bei Verdacht auf Leistenhernie,
- bei Verdacht auf Penisanomalien (Meatusstenose, Hypospadie, Phimose, Miktionsstörungen),
- zum Unterweisen in der Selbstuntersuchung

Red Flags (Stier B In Kerbl. et al./Thieme Verlag – z. Zt. in Bearbeitung

Red Flags	Hinweis auf Notfall
• Kaltschweißigkeit • Gekrümmte Körperhaltung • Tachykardie • Angst • Starke Bewegungseinschränkung	Hodentorsion/Hydatidentorsion Epiphysiolysis capitis femoris
• Akuter Beginn der Beschwerden • Akute starke Schmerzen (Vernichtungsschmerz?) • Miktionsbeschwerden • Vorwölbungen • Gerötete bzw. livide Skrotalhaut, bzw. Schwellung (kann auch bei M. Schönlein-Henoch bzw. idiopathischem Skrotalödem bestehen!)	Hodentorsion/Hydatidentorsion Hodentorsion /(Hydatidentorsion) Nephrolithiasis Leistenhernie, Lymphknotenschwellung Hodentorsion Epididymitis, Orchitis, Panorchitis

▶ **Merke**

Hinter ziehenden Hoden-/Leistenschmerzen kann sich bei Jungen und jungen Männern auch das Phänomen des sogenannten „Kavalierschmerzes"/„Blue Balls" verstecken. Hierbei handelt es sich um starke Schmerzen im Bereich der Hoden, der Leiste oder des Unterbauches, welche besonders nach sexueller Erregung ohne Ejakulation auftreten. Dies kann sich sogar in Form von Bewegungseinschränkungen und gebeugter Körperhaltung zeigen. Ursächlich dafür verantwortlich ist die verstärkte Durchblutung von Hoden und Nebenhoden im Rahmen der sexuellen Erregung. Bei ausbleibender Ejakulation kommt es zur Spastik der glatten Muskulatur der Samenwege und folglich zu starken Schmerzen – diese sind jedoch ungefährlich. Die Schmerzen sollten sich nach einigen Stunden wieder von alleine legen oder können durch Hervorrufen einer Ejakulation rasch beendet werden.

Abschließende Befundbesprechung
Vergessen Sie nie den Patienten am Ende der Untersuchung gut über die erhobenen Befunde aufzuklären (er sollte sich vorher wieder angekleidet haben). Den Patienten zum Verbündeten in der nachfolgenden Therapie zu haben, ist eine conditio sine qua non und entscheidend für jeden Therapieerfolg. Diese Aufgabe kann der Patient nur erfüllen, wenn er gut und verständlich aufgeklärt ist. Eine allgemein verständliche Sprache ist Voraussetzung für eine gute Compliance/Adherence. Außerdem wirkt sich dies sehr positiv auf die Arzt-Patient-Beziehung aus. Bilder und Diagramme (z. B. Tannerstadien, Wachstum, BMI etc.) können bei der Illustration helfen. Nur in sehr begründeten Ausnahmefällen werden Informationen für den Augenblick zurückgehalten. Die Weitergabe von Informationen an die verantwortlichen Bezugspersonen sollten thematisiert (und ggf. dokumentiert) werden. Wenn es der Befund erfordert, sollte je nach Alter des Patienten ein verantwortbarer Konsens bzgl. der Weitergabe von Informationen mit dem Patienten erreicht werden. Hierbei kann sich der behandelnde Arzt/in gut als Anwalt/in des Jungen einbringen und größere Konflikte abbauen oder vermeiden helfen.

▶ **Merke**

Wenn der Patient zu Ihnen kommt ist er in der Regel darüber informiert ob er auf eine Ärztin bzw. einen Arzt trifft. Expertise ist das, was er erwartet. Das Geschlecht der konsultierten medizinischen Person ist zweitrangig.

Was sollten Sie wissen

- Grundlagen der medizinischen Betreuung Jugendlicher sind die Kenntnisse der Entwicklungsereignisse sowie über die Tannerstadien und den hypothalamisch-hypophysäre Regelkreis.
- Nie eine Untersuchung des Patienten im völlig entkleideten Zustand vornehmen; erst bei der Untersuchung des Genitale sollte der Patient die Unterhose kurzfristig ausziehen.
- Manipulationen am Genitale sollten, wenn möglich, immer vom Patienten selbst vorgenommen werden (z. B. Retraktion der Vorhaut).
- Den Patienten zum Verbündeten in der nachfolgenden Therapie zu haben, ist eine conditio sine qua non und entscheidend für jeden Therapieerfolg. Diese Aufgabe kann der Patient nur erfüllen, wenn er gut und verständlich aufgeklärt ist.
- Jede medizinische Beratung sollte zum Gesprächsangebot genutzt werden. Expertise zeigen!
- An die Möglichkeit der Hidden Agenda denken!

Ziehen in der Leiste

2

Justin, 14 Jahre, kommt in die Praxis mit unklarem „Ziehen" in der rechten Leiste. Er hat seit Kurzem eine Freundin.

Fragestellung
Fragen:

- Gibt es dafür ein spezifisches Krankheitsbild?
- Könnte sich dahinter eine versteckte Botschaft verstecken (Hidden Agenda)?

Definition
„Ziehen in der Leiste"/Leistenschmerzen bei Jungen umschreiben ein Symptom von großer Varianz und Komplexität. Von rein psychischer Ursache bis zum medizinischen Notfall reicht die Bandbreite dessen, was sich dahinter verbergen kann. Dies stellt den Untersucher vor große Herausforderungen und erfordert neben Fingerspitzengefühl große fachliche Kompetenz.

Die anatomische und funktionelle Komplexität der Leiste sowie die häufige Ausstrahlung von Symptomen aus anderer Körperregionen ermöglichen eine Vielzahl an Differenzialdiagnosen. Da es eine Vielzahl von unterschiedlichen Ursachen für den Leistenschmerz bei Jungen und jungen Männern gibt, ist eine fachübergreifende Abklärung von besonderer Bedeutung.

Hidden Agenda

Nicht selten verbirgt sich hinter einem scheinbar banalen Anliegen eine ganz andere, bedeutsamere Problematik (Hidden Agenda). Die „versteckte Botschaft" ist die Hoffnung, der Arzt bzw. die Ärztin wird – hoffentlich (Expertise!) – schon von selbst darauf kommen, was das eigentliche Anliegen ist. In extremen Fällen kommt es leider immer wieder vor, dass unklare Bauchschmerzen oder sogar Gelenkbeschwerden angegeben werden und dabei eine Hodentorsion als eigentliche Diagnose übersehen wird. Ursachen für die fehlerhafte Kommunikation von Problemen/Symptomen können die unterschiedlichsten Gründe sein. „Psychosomatische" Beschwerden im Sinne des „bio-psycho-sozialen Modells" (Bauchschmerzen, Rückenschmerzen, Thoraxschmerzen…) sollten also immer an eine Hidden Agenda denken lassen. Von Schulproblemen bis zur Hodentorsion ist alles möglich. Essentiell ist die ausführliche Anamneseerhebung, sowie eine strukturierte klinische Untersuchung, um eine exakte Diagnosestellung zu ermöglichen. Die Untersuchung des Genitale sollte immer Bestandteil einer gründlichen Untersuchung bei solcherlei geäußerten Beschwerden sein. Sie zu unterlassen, ist ein ärztlicher Kunstfehler!

► **Merke**

Es sollte immer daran gedacht werden, dass diese Konsultation vielleicht die einzige und letzte Chance ist, eine kompetente medizinische Beratungspartnerschaft zum Jungen aufzubauen.

Einteilung und Erscheinungsformen bei dem Symptom „Ziehen in der Leiste"

- Leistenbruch, Schenkelbruch
- Muskel- oder Sehnenverletzungen (zum Beispiel Sportlerleiste)
- Gelenkerkrankungen
- Nervenentzündungen
- Erkrankungen der Harnorgane (zum Beispiel Harnsteinleiden)
- Erkrankungen der Geschlechtsorgane (zum Beispiel Hodentorsion)
- Lymphknotenschwellungen (verursacht durch zum Beispiel Infektionen, in seltenen Fällen durch Tumore)

Anamnese

- Wie lange bestehen die Schmerzen?
- Wann und wie traten sie auf?

- Wie haben sie sich verändert?
- In welcher Körperposition sind die Schmerzen am stärksten?
- Wie sind der Schmerzcharakter und die Schmerzstärke?
- Strahlen die Schmerzen aus? Wenn ja => wohin?
- Bestehen Begleitbeschwerden?
- Begleiterkrankungen?

Körperliche Untersuchung
Allgemein

- Schmerzlokalisation
- Abwehrspannung/Loslassschmerz
- Tastbare Schwellungen (fest, weich, verschieblich, schmerzhaft)
- Ertasten der Bruchpforte, des Bruchkanals und des Bruchsackinhalts (Reponier-barkeit?
- Seitenunterschiede
- Unterschiede bei Körperpositionswechsel (z. B. liegend, stehend/Bauchlage, Rückenlage)
- Unterschiede bei Bewegungsabläufen

Bei vermuteter orthopädischer Ursache

- Myofasziale Triggerpunkte
- Ggf. Funktionsuntersuchung (Stehen, Liegen – Bauch- und Rückenlage) Drehbewegungen
- Impingement Tests
- Provokationstests

Untersuchung des Genitale (Inspektion und Palpation)
Die Untersuchung des Genitale ist obligatorisch und gehört bei allen abdominellen Beschwerden unbedingt dazu (Unterlassung ist ein Kunstfehler!). Fallbeispiele zeigen, dass selbst bei Hodentorsion Beschwerden unter anderem auch am Knie und Oberschenkel angegeben werden.

▶ **Merke**

Das äußerst weite und primär Unspezifische des „Ziehens in der Leiste" bzw. der Leistenschmerzen macht häufig eine multidisziplinäre Abklärung erforderlich.

Red Flags (Stier B Leitsymptom ‚Ziehen in der Leiste' In Kerbl. et al./ Thieme Verlag – z. Zt. in Bearbeitung (=> siehe Kapitel „Jungenmedizinische Untersuchung")

Laboruntersuchung (je nach Befundlage)

Die Hodentorsion ist ein absoluter Notfall. Keine Laboruntersuchung ist zielführend! Lediglich doppler-/duplexsonographische und ggf. radiologische Untersuchungsmethoden geben konkretere Hinweise auf die Diagnose. In dubio pro testis!

Bei fraglichen Entzündungsgeschehen ist ein Blutbild, sowie Entzündungsmarker als grobe Richtwerte anzudenken.

► **Merke**

Vielfach zeigen sich Entzündungen des Genitale (z. B. Epididymoorchitis/ Panorchitis) ohne Anstieg von Leukozyten oder CRP!

Bildgebende Diagnostik

Bitte denken Sie immer an das ALARA-Prinzip: „As Low As Reasonably Achievable". First Line bei Leistenschmerzen ist die Ultraschalldiagnostik zu verwenden. **Hilfreiche Abbildungen** (siehe Kap. 1 – Jungenmedizinische Untersuchung, Abb. 1.1 bis 1.5).

Beispiel Justin

Justin hatte Angst, dass er sich beim 1. Geschlechtsverkehr „verletzt" hatte. Er konnte beruhigt nach Hause gehen. Vorher wurde er noch in der Selbstuntersuchung unterwiesen und versprach bei Auffälligkeiten zu kommen (Beziehungsangebot!).

Balanitis/Balanoposthitis

3

Fallbeispiel

Thorsten, 16 Jahre, kommt mit „juckendem Penis".

Fragestellung

- Seit wann besteht der Juckreiz? Besondere „Ereignisse"/Partnerschaft?
- Dysurie oder Ausfluss
- Ggf. Sexualpraktiken

Definition

Als Balanitis bezeichnet man eine Entzündung der Glans penis. Das innere Blatt der Vorhaut liegt ihr direkt auf, sodass eine Entzündung dort sehr häufig auf die Vorhaut übergreift. Wenn die Vorhaut mitbetroffen ist spricht man von einer Balanoposthitis.

Vorkommen

Ca. 4 % der nicht zirkumzidierten Kinder und Jugendlichen erkranken mindestens einmal an einer Balanitis/Balanoposthitis, am häufigsten im Alter zwischen 2 und 5 Jahren. Jugendliche sind seltener betroffen, bedingt durch das Verschwinden der physiologischen Vorhautenge bei zusätzlich besseren Hygienemaßnahmen. Die meisten Studien untersuchten nur Kinder und sexuell aktive Männer. Genaue Zahlen liegen daher für Jugendliche nicht vor.

B. Stier und G. Kornhäusel, *Manual Jungenmedizin I – Untersuchung und relevante Krankheitsbilder*, essentials,
https://doi.org/10.1007/978-3-662-68262-3_3

Stellenwert in der Grundversorgung
Die Ursachen einer Balanitis/Balanoposthitis können bakterieller und/oder myko-
tischer Natur sein. An durch Geschlechtsverkehr übertragene Erkrankungen muss
gedacht werden. Im Jugendalter kommen vor allem häufiger durch Geschlechtsverkehr übertragene Candida-Balanitiden vor *(an Partner/in Behandlung denken)*.
Allergische Kontaktekzeme (Latexallergie, Allergie auf Gleitmittel oder Gleit-
mittelzusätze bei Kondomen) oder irritative Dermatitiden müssen ausgeschlossen
werden. Mangelnde wie auch übertriebene Reinigung („Reinlichkeitsbalanitis")
sind weitere Ursachen. Dabei können auch Verletzungen der Vorhaut eine Rolle
spielen. Dies ist ebenso bei Verletzungen der Vorhaut durch Masturbation gegeben. Häufige Balanitiden, vor allem mit Candida, sollten an einen Diabetes mellitus
denken lassen. Ebenso sollten Sexualpraktiken erfragt werden (z. B. Analverkehr:
Vorkommen bei Jugendlichen zwischen 1 % und 32 % – hohe Dunkelziffer).

Klinisches Erscheinungsbild/Diagnose/Differenzialdiagnose
Eine Balanitis zeigt sich durch eine mehr oder weniger schmerzhaft gerötete
und entzündete Glans penis. Entzündet sind in der Regel jedoch nur die oberen Hautschichten und nicht die tiefen Schwellkörper. Bei Kindern kann in der
Regel die Diagnose Balanitis/Balanoposthitis auf der Grundlage der Symptome
und eine Untersuchung des Penis diagnostiziert werden (Sichtdiagnose). Jugendliche sprechen meist von Ausschlägen oder einer „juckenden Eichel". An durch
Geschlechtsverkehr übertragene Erkrankungen (STDs) muss gedacht werden.
      Die beiden häufigsten Ursachen für eine infektiöse Balanitis/Balanoposthitis
sind Bakterien- und Pilzinfektionen. Es gibt eine Reihe von Balanitis-Zeichen, die
bereits Hinweise auf einen möglichen Auslöser bieten. Einige seien hier genannt
(Gödel, 2016/2022) => Tab. 3.1.

▶ **Merke**

Rezidivierende Balanitiden/Balanoposthitiden können zu einer narbigen Phimose
führen. Außerdem sollte immer auch an einen Lichen sclerosus als Ursache
gedacht werden. Durch das sehr leichte Einreißen der Vorhaut kommt es dabei
zu sekundärer Infektion.

Labor
Urin/Abstrich/ggf. Kultur/ggf. PCR.

Tab. 3.1 Differenzialdiagnose der Balanitis/Balanoposthitis im Kindes- und Jugendalter. (Aufgeteilt und modifiziert nach Edwards et al., 2014)

Infektiös	Entzündlich	Präkanzerose/Kanzerose (sehr selten – Einzelfallbeschreibungen)
• Mykotisch (überwiegend *Candida albicans*)	• Lichen sclerosus/Balanitis xerotica obliterans	• Squamous cell carcinoma in situ • Morbus Bowen
• Bakteriell *(Darmkeime, Gardnerella vaginalis, Neisseria gonorrhoea, ...)*	• Psoriasis/Balanitis erosiva circinata (ggf. als ein Symptom des Reiter-Syndroms)	
• Parasitisch *(Trichomonas,* Scabies)	• Ekzeme (Irritation, Allergie) • Arzneimittelexantheme (z. B. Tetrazykline, Sulfonamid-Antibiotika)	
• *Spirochäten (z. B. Treponema pallidum)*		
• Viral (HSV, HPV)		

Therapie

Eine Unterweisung in die Penishygiene ist essentiell (siehe: Broschüre „Mann-oh-Mann" – (https://www.bvkj-shop.de/infomaterial/broschuere-mann-oh-mann. html#) – in deutscher, türkischer und arabischer Sprache). Lokale Kamillosan- oder Povidon- Jod-Penisbäder mit nachfolgender Povidon- Jod-Salbenbehandlung, bzw. spezifische antimykotische Behandlung oder eine spezifische Behandlung entsprechend der Diagnose sind die therapeutischen Optionen. Ggf. sollte unbedingt auch an eine Partnerbehandlung gedacht werden, weil sonst wechselseitige Ansteckungsgefahr droht. Bei wiederholten Entzündungen oder einer narbigen Vorhautverengung (Narbenphimose) sollte die Vorhautentfernung (Zirkumzision) erwogen werden. In >30 % findet sich dabei – histologisch gesichert – ein Lichen sclerosus als Ursache.

► **Merke**

● Es gibt eine Vielzahl von Ätiologien für Balanitis/Balanoposthitis, einschließlich infektiös, entzündlich und neoplastisch.
● Häufige infektiöse und entzündliche Ursachen können empirisch behandelt werden. Bleibt der erwartete Behandlungserfolg aus, muss die initial getroffene Diagnose überprüft und auch an seltene Ursachen gedacht werden.
● Läsionen, die sich trotz Behandlung nicht aufgelöst haben, sollten ggf. biopsiert werden, um eine Malignität auszuschließen.

- Eine Zirkumzision kann in manchen Fällen Heilung bringen (z. B. bei Lichen sclerosus)
- Die Empfehlung der HPV-Impfung für Jungen sollte unbedingt angesprochen werden

Was sollten Sie wissen

- Häufig bei bestehender Phimose/Narbenphimose (cave: Lichen sclerosus)
- Candida albicans sehr häufig/Darmkeime z. B. bei Analverkehr => an Partner/in-Behandlung denken und ggf. über infektionsgefährdende Sexualpraktiken aufklären
- Nach Sexualverkehr mit infiziertem Partner/in => an Partner/in-Behandlung denken!
- An durch Geschlechtsverkehr übertragene Erkrankungen denken (STD's)→ Abstrich! Die Erkrankung sollte Anlass geben, die Jungen (besonders auch Jungen mit Migrationshintergrund) bzgl. der Zeugungsverhütung (Vaterschaftsverhütung) mithilfe des Kondoms aufzuklären und auf Probleme und vermeintliche „Hindernisse" bei der Kondombenutzung einzugehen (z. B. Auswirkungen beim Sex, Fragen zur Gesundheitsverträglichkeit)
- Die Zulassung der HPV-Impfung für Jungen thematisieren

Beispiel Thorsten

Bei Thorsten lag eine Candida Balanoposthitis vor. Vorausgegangen war Sexualverkehr mit seiner Freundin. Die Freundin stellte sich auf Anraten bei einer Gynäkologin vor, die eine Vaginal Kandidose diagnostizierte. Beide wurden entsprechend therapeutisch behandelt mit Restitutio ad integrum. Der Befund wurde zum Anlass genommen, nochmals ausführlich über die Vaterschaftsverhütung/Zeugungsverhütung zu sprechen.

Hydatidentorsion

4

Fallbeispiel

Franz, 8 Jahre kam mit der Mutter. Er klagte seit 2 h über heftige Schmerzen „im Hoden". Es bestand weder Übelkeit und Erbrechen noch Dysurie oder Pyurie.

Fragestellung

- Was ging den Beschwerden voraus?
- Wo genau kann der Schmerz lokalisiert werden?
- Gibt es Veränderungen (Schwellung, Rötung…) am Skrotum?
- Lässt sich das Skrotum abtasten und ist ggf. ein Tastbefund gegeben?

Definition
Torsion der Appendix testis (Morgagni) bzw. der Appendix epididymidis (Rest des embryonalen Urnierenganges (Wolff-Gang) – Nebenhodenanhang).

Vorkommen
Ca. 40–50 % der Jungen mit akuten skrotalen Schmerzen haben eine Hydatiden-Torsion. Am häufigsten ist die Torsion der Morgagni-Hydatiden am oberen Hodenpol (ca. 70–80 %). Bevorzugt tritt die Erkrankung bei Kleinkindern und Kindern zwischen dem 4. bis 12. Lebensjahr auf.

© Der/die Autor(en), exklusiv lizenziert an Springer-Verlag GmbH, DE, ein Teil
von Springer Nature 2023
B. Stier und G. Kornhäusel, *Manual Jungenmedizin I – Untersuchung und
relevante Krankheitsbilder*, essentials,
https://doi.org/10.1007/978-3-662-68262-3_4

Stellenwert in der Grundversorgung

Die Hydatidentorsion ist eine wichtige Differenzialdiagnose zur Hodentorsion und häufiger als diese. Eine Hodentorsion muss allerdings immer sicher ausgeschlossen werden. Dabei sind die Anamnese und der Schmerzcharakter nicht wegweisend! Auch eine Hodentorsion kann ohne Hinweis für Dysurie und systemischen Symptomen wie Fieber, Übelkeit oder Erbrechen bestehen. Man unterscheidet gewöhnlich 4 Formen von Hydatiden:

- Appendix testis Hydatide (Morgagni) am oberen Hodenpol (embryologischer Rest des oberen Endes des Müller-Gangs). Diese betrifft > 90 % aller Männer und ist am häufigsten von Torsionen betroffen.
- Appendix epididymidis (Rest des Wolff-Gangs),
- Paradidymis (Giraldi-Organ)
- Vas aberrans

Am häufigsten ist die Torsion der Morgagni-Hydatiden am oberen Hodenpol (ca. 70–80 %).

▶ Merke

Bauchschmerzen, gerade auch bei Jugendlichen erfordern immer eine routinemäßige Inspektion und Palpation der Hoden. Ggf. ist je nach deren Ergebnis auch eine Indikation zur Ultraschall- und weiterer Diagnostik am Genitale erforderlich. Die Indikation sollte beim geringsten V. auf eine Hodentorsion großzügig gestellt werden.

Körperliche Untersuchung/Diagnose/Differenzialdiagnose

Die Diagnose wird häufig schon bei der klinischen Vorstellung vermutet. Da die Symptomatik aber sehr variabel ist, stellt die Diagnose nicht selten dennoch eine Herausforderung für den Untersucher dar. Daher ist dringend anzuraten, auf die sonographische Untersuchung nie zu verzichten. Inspektion (z. B. „Blue-dot-sign") und Palpation (Druckempfindlichkeit am oberen Pol des Hodens/Nebenhodens) sind wegweisend für die initiale Untersuchung. Immer sollte die Untersuchung mit der gesunden Seite beginnen. Dort sollte die Geräte-Einstellung erfolgen und mit dieser Einstellung die erkrankte Seite untersucht werden. Dieses Vorgehen erlaubt den besten Seitenvergleich.

Körperliche Untersuchung

Druckempfindlichkeit am oberen Pol des Hodens/Nebenhodens. Dort findet sich ggf. ein tastbarer Knoten, der bläulich durch die Skrotalhaut schimmert.

Das „Blue-dot-sign" ist ein klassischer Befund bei der körperlichen Untersuchung, der fast ausschließlich bei der Hydatidentorsion zu finden ist. Es fehlt jedoch in ca. 50 % bei einer bestehenden Hydatidentorsion und kann bei einer echten Hodentorsion falsch positiv sein. Fälle von gleichzeitigem Auftreten einer Hydatiden- und Hodentorsion sind beschrieben.

Differenzialdiagnose

- Epididymitis
- Orchitis/Panorchitis
- Hodentorsion

Tab. 4.1 Unterschiede zwischen Hydatidentorsion, Hodentorsion, Orchitis/Epididymitis

	Hydatidentorsion	Hodentorsion	Orchitis/Epididymitis
Definition	Stieldrehung eines rudimentären Anhängsels des Hodens oder Nebenhodens mit anschließender hämorrhagischer Infarzierung	Akute Stieldrehung von Hoden und Nebenhoden	Akute (oder chronische) Entzündung des Nebenhodens
Alter	4–7–12 Jahre (Präpubertät)	• neonatal • perinatal • Pubertät/ Jugendliche	• <2 Jahre • >6 Jahre
Anamnese	• akuter Beginn	• akuter Beginn	Rascher bis allmählicher Beginn (2–3 Tage) ggf. Symptome einer Infektion der unteren Harnwege

(Fortsetzung)

Tab. 4.1 (Fortsetzung)

	Hydatidentorsion	Hodentorsion	Orchitis/Epididymitis
Symptome	• heftige Schmerzen im Skrotum • keine Übelkeit • kein Fieber	• heftige Bauchschmerzen im Skrotum und Unterbauch • Übelkeit und Erbrechen • Subfebrile Temperaturen	• abdominelle und skrotale Schmerzen • skrotales Ödem und Erythem • Fieber • Dysurie
Klinik	• hartes Knötchen am oberen Hodenpol: blue dot sign • geschwollenes Skrotum	• geschwollenes erythematöses Hemiskrotum • Hoden hoch und quer im Skrotum	• betroffener Hoden tief im Skrotum • (positives Prehn-Zeichen) • geschwollenes Skrotum
Sicherung der Diagnose	Farbdopplersonografie, PW-Dopplersonografie, ggf. CEUS	Farbdopplersonografie, PW-Dopplersonografie, ggf. CEUS	Farbdopplersonografie, PW-Dopplersonografie, ggf. CEUS
Nächste Therapieschritte	Konservative Behandlung: • Ruhigstellung • Analgetika • Antiphlogistika	Operative Hodenfreilegung und Detorsion	Hospitalisation, wenn starke Schmerzen bestehen oder Diagnose nicht 100-%ig sicher ist/ Zunächst konservative Behandlung: • Ruhigstellung • Analgetika • Antiphlogistika • Bei nachgewiesener bakterieller Infektion Therapie gemäß Antibiogramm Ggf. Partner-Aufklärung und -Behandlung

► **Merke**

Bei Vorliegen einer Hyperämie des Nebenhodens kann dies als Entzündung im Sinne einer Epididymitis fehlgedeutet werden (Tab. 4.1).

Therapie
Die Therapie erfolgt symptomatisch mit Bettruhe und Kühlung. Bei Bedarf sind medikamentöse antiphlogistische Maßnahmen mit Nicht-steroidalen Antirheumatika (NSAR) zu bedenken.

Nur bei ausgeprägter persistierender Schmerzsymptomatik => operative Hydatidenabtragung. Bei Symptompersistenz erfolgt zur Beschleunigung der Rekonvaleszenz die Freilegung des Hodens mit Abtragung der Hydatide.

Die Abheilung erfolgt innerhalb einer Woche. Eine Nachsorge ist nicht erforderlich.

Die Prognose ist immer gut, da es sich um die Torsion eines funktionslosen Überbleibsels handelt.

► **Merke**

Nur ca. 10 % der Hydatiden werden bei der klinischen Erstdiagnose richtig erfasst. Im Zweifel sollte daher immer eine operative Freilegung des Hodens erfolgen, um keinesfalls eine Hodentorsion zu übersehen.

Was sollten Sie wissen

- Ca. 40–50 % der Jungen mit akuten skrotalen Schmerzen haben eine Hydatiden-Torsion.
- Akuter Schmerz meist im oberen Hodenbereich oder Nebenhodens ohne Hinweis für Dysurie noch systemischen Symptomen wie Fieber, Übelkeit oder Erbrechen
- evtl. „Blue-dot sign"
- Differenzialdiagnostisch ist immer eine Hodentorsion auszuschließen!
- Die Therapie erfolgt symptomatisch
- Nur in seltenen Fällen operative Abtragung der Hydatide

Beispiel Franz

Nach gesicherter Diagnose eine Hydatidentorsion erfolgte eine symptomatische Behandlung wie oben beschrieben. Es kam zu einer raschen Besserung und Verschwinden der Symptomatik.

Epididymitis

5

Manuel (2½) kommt mit seit zwei Tagen langsam zunehmender Rötung und Schmerzen am Skrotum mit der Mutter in die Praxis. Die linke Skrotumseite ist gerötet und deutlich schmerzhaft (Abb. 5.1).

Fragestellung

Entzündung oder Hodentorsion?

Definition

Als Epididymitis bezeichnet man die akute Entzündung des Nebenhodens. Ist zusätzlich auch der Hoden von der Entzündung betroffen spricht man von einer Epididymoorchitis (Panorchitis). Im Einzelfall kann es schwer sein, die Epididymitis klinisch von einer Orchitis abzugrenzen. Hier ist die Sonografie wegweisend.

Vorkommen

Ursächlich wird die aszendierende Infektion oder eine chemisch-irritative Reaktion durch Influx von bakterienbeladenem oder auch sterilem Urin in die Samenwege diskutiert. Die Epididymitis ist meist bakterieller Natur. Allerdings kommen auch virale Infektionen des Nebenhodens, vor allem im Kindesalter, vor. Beim Adoleszenten ist nach einer entzündlichen Genese durch sexuell übertragbare Erreger (z. B. Neisserien, Chlamydien) zu fahnden und ggf. eine Partner/in-Behandlung mit zu bedenken (S2k-Leitlinie 006/023: Akutes Skrotum im Kindes- und Jugendalter 8/2015 – z. Zt. in Überarbeitung). Kolibakterien bzw. Pseudomonas-Keime stehen als

© Der/die Autor(en), exklusiv lizenziert an Springer-Verlag GmbH, DE, ein Teil
von Springer Nature 2023
B. Stier und G. Kornhäusel, *Manual Jungenmedizin I – Untersuchung und
relevante Krankheitsbilder*, essentials,
https://doi.org/10.1007/978-3-662-68262-3_5

Abb. 5.1 Epididymitis
links. (Bild und Rechte
beim Autor)

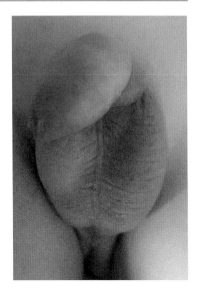

Ursache häufig in Zusammenhang mit Analverkehr. Weitere Ursachen sind Harn-
wegsinfektionen und iatrogene Ursachen. Bei Epididymitis im Kleinkindes- und
Kindesalter sollten immer Anomalien im Urogenitaltrakt ausgeschlossen werden
(in ca. 50 % vorhanden!).

Stellenwert in der Grundversorgung
Aufgrund der Variabilität der Ursachen sind Jungen aller Altersgruppen betroffen.
Werden klinische Studien zugrunde gelegt, in denen zur Diagnostik akuter Skro-
talschmerzen nichtinvasive Untersuchungsmethoden verwendet wurden, so wird
die Frequenz einer präpubertären Epididymitis mit 37–64 % und damit häufiger im
Sinne eines akuten Skrotums als die Hodentorsion angegeben. Die Frequenz tat-
sächlich (bakteriologisch) gesicherter Epididymitiden sank auf 10–11 %, wenn die
Patienten systematisch operativ exploriert wurden (S2k-Leitlinie 006/023: Akutes
Skrotum im Kindes- und Jugendalter 8/2015 – z. Zt. in Überarbeitung).

**Klinische   Erscheinungsform/Diagnose/Differenzialdiagnose   (siehe   hierzu
Tab. 1 – Kap. Hydatidentorsion)**
Typisch ist ein eher schleichender Krankheitsbeginn (1–3 Tage) mit zunehmen-
der, zumeist einseitig schmerzhafter Schwellung von Nebenhoden (und Hoden =

Epididymoorchitis/Panorchitis); Fieber, Dysurie oder Pollakisurie sind eher seltene Begleitsymptome. Der Nebenhoden ist berührungsempfindlich. Die Schmerzen können nachlassen bei Anheben des Skrotums (positives Prehn-Zeichen – nicht verlässlich). Der Kremasterreflex ist symmetrisch auslösbar. Blut- (Leukozytose) und Urinbefunde (Leukozyturie, Mikrohämaturie) bringen zusätzliche Informationen. Differenzialdiagnostisch ist immer eine Hodentorsion auszuschließen (Sonografie/Farbduplexsonografie/Contrast-enhanced ultrasound – CEUS). Nicht selten wird eine antibiotische Behandlung begonnen, obwohl sie nicht indiziert ist. Erst die vorherige Urinanalyse und die Urinkultur zeigen eine bakterielle Infektion!

Nichtinfektiöse Ursachen

- Trauma
- Autoimmunreaktion
- Amiodarontherapie
- Idiopathisch

Vor einer antibiotischen Therapie sollte eine Urinanalyse und – kultur, ggf. auch PCR (V. auf Chlamydien) erfolgen. Zusätzliche Diagnostik ist notwendig bei urogenitalen Anomalien bzw. pathologischem Miktionsverhalten.

Diagnose
Neben dem klinischen Erscheinungsbild und der Laboranalyse (s. o.) ist vor allem die sonografische Untersuchung in der Hand eines erfahrenen Untersuchers wegweisend. Dabei zeigt sich eine Vergrößerung und Hyperperfusion im Nebenhoden bzw. im Hoden und Nebenhodenbereich (Epididymoorchitis/Panorchitis). Oft besteht eine Begleithydrozele. Eine Abszedierung sollte ausgeschlossen werden. Das Vorkommen urogenitaler oder anorektaler Fehlbildungen sollte bedacht werden.

Differenzialdiagnose (siehe Tab. 1 Kap. Hydatidentorsion)
Alle Erkrankungen des Erscheinungsbilds „Akutes Skrotum", insbesondere:

- Hodentorsion
- Hydatidentorsion
- Orchitis
- Inkarzerierte Leistenhernie
- Hodentumoren
- Traumatische Schädigung

- Idiopathisches Skrotalödem
- IgA-Vaskulitis (Purpura Schönlein-Henoch)
- Sehr selten in unseren Breitengraden TBC (hämatogene Manifestation), Brucellose/(Cave: Menschen mit Migrationshintergrund aus Afrika und dem Orient), Filiariose (Elephantiasis).

▶ **Merke**

- Zusätzliche Diagnostik ist bei urogenitalen Anomalien/pathologischem Miktionsverhalten erforderlich
- Differenzialdiagnostisch ist immer eine Hodentorsion auszuschließen => in dubio pro testis! (Sonografie/Farbduplexsonografie/Contrast-enhanced ultrasound [CEUS]).

Therapie (S2k-Leitlinie 006/023: Akutes Skrotum im Kindes- und Jugendalter 8/2015 – z. Zt. in Überarbeitung)
Die akute Epididymitis ist ein Notfall (schon allein wegen dem dringenden Ausschluss einer Hodentorsion). Sie bedarf der sofortigen medizinischen Intervention!

- Primär Bettruhe, Suspensorium, nicht-steroidale Analgetika/Antiphlogistika – Cold Pack
- Das Behandlungsregime wie auch die Diagnose sind zu überdenken, wenn es keinen Behandlungsfortschritt nach dreitägiger Therapie gibt.
- Bei nachgewiesener bakterieller Infektion gemäß Antibiogramm
  - Patienten mit Pyurie oder bekannten urogenitalen Risikofaktoren sollten empirisch antibiotisch behandelt werden (z. B. Trimethoprim-Sulfamethoxazol oder Cephalosporine der 3. Generation).
- **cave:** Trimethoprim-Sulfamethoxazol => Resistenzentwicklung bei Escherichia coli
  - Hospitalisation wenn starke Schmerzen bestehen oder Diagnose nicht 100 % sicher ist
  - Ggf. Ceftriaxone 250 mg IM × 1 und Doxycyclin 100 mg 2/Tag × 10 Tage bei Patienten unter 35 Jahre (Chlamydien)
  - Ofloxacin (jenseits der Wachstumsphase >18 Jahre) 300 mg 2x/Tag × 10 Tage oder Levofloxacin 500 mg QD × 10 Tage bei Patienten über 35 Jahre bzw. bei Nachweis von Enterobacteriaceae, Pseudomonas, Enterokokken
  - Bei Gonorrhö z. B. Ceftriaxon/Azithromycin oder Doxycyclin. Eine Therapie mit Ceftriaxone plus Doxycycline ist als Therapie der Wahl bei Infektion mit

N.gonorrhoeae und Ch. trachomatis immer zu bedenken! (z. B. Ceftriaxone 500 mg i.m. einmalig plus Doxycyclin 200 mg initial p.o. – nachfolgend 100 mg 2x/Tag für 10–14 Tage)
– Ggf. Partner/in -Mitbehandlung!!

Starke Schmerzen können zusätzlich durch eine Samenstranginfiltration mit einem Lokalanästhetikum gelindert werden. Treten Blasen-Entleerungsstörungen auf, dann ist evtl. auch eine suprapubische Urinableitung notwendig. Oligo- bzw. Azoospermie können vor allem nach Chlamydien-Infektionen resultieren. Komplikationen in Form von Abszess, Infarkt und Atrophie kommen vor. Wenn innerhalb von 14 Tagen keine Besserung erfolgt ist, muss an einen Tumor gedacht werden (ca. 10 % der Fälle). Bei rezidivierenden Epididymitiden sollte eine weiterführende urologische Diagnostik (gezielte Bakteriologie, Uroflowmetrie, MCU, ggf. Urethrozystoskopie und/oder Urodynamik) insbesondere bei Kindern nach urogenitalen oder anorektalen Fehlbildungen erfolgen.

▶ **Merke**

Bislang gibt es keine validen Studien zur Chlamydieninfektion bei Adoleszenten. Aufgrund von Untersuchungen bei Adoleszentinnen lässt sich vermuten, dass Infektionen mit Chlamydien wesentlich häufiger sind als angenommen. Es sollten daher bei jeder Epididymitis unbedingt Chlamydien als Ursache bedacht und ausgeschlossen werden. Sie gehören zu Recht zu den am häufigsten sexuell übertragbaren Erkrankungen.

Was sollten Sie wissen

- Langsamer Beginn der Schmerzen
- Fieber, Dysurie, urethraler Ausfluss → bakterielle Infektion wahrscheinlich
- verdickt, prall, indurierter Nebenhodenbereich
- Kremasterreflex vorhanden
- Prehn-Zeichen positiv → Schmerzreduktion durch Anheben des Skrotums (wenig zuverlässig)
- Häufig Pyurie bei Jugendlichen
- Chlamydien bedenken!/Kolibakterien und Pseudomonas häufig im Zusammenhang mit Analverkehr
- <35 Jahre: am häufigsten Chlamydien oder Gonorrhoe

- >35 Jahre: Gram negative Darmorganismen
- Analer Geschlechtsverkehr in der Anamnese: → Darmorganismen
- Cave: Tumor bedenken (ca. 10 %!), wenn keine Besserung innerhalb von 14 Tagen
- Klinisches Ansprechen der Therapie sollte innerhalb von 3 Tagen deutlich werden, ansonsten sollten Resistenzentwicklungen bedacht und ggf. die Therapie umgestellt werden. Die Prognose im Bezug auf Heilung ist generell gut bis sehr gut. Rezidive kommen vor.

Beispiel Manuel

Bei Manuel konnte eine Hodentorsion sonografisch ausgeschlossen werden. Ebenso gab es keinen Hinweis für eine bakterielle Genese bzw. Fehlbildungen im Bereich des Urogenitaltraktes. Bei gleichzeitig bestehendem normalem Urinbefund konnte, auch Anbetracht des Alters, primär von einer viralen Infektion ausgegangen werden. Eine analgetische und antiphlogistische Therapie führte binnen 3 Tagen zum Erfolg.

Orchitis/Epididymoorchitis (Panorchitis)

Fallbeispiel

Mark, 16 Jahre, hatte zuerst eine Epididymitis, die vom Hausarzt eine Woche behandelt wurde. Kommt jetzt, da die Beschwerden deutlich zugenommen haben.

Fragestellung

- Welche Therapie hat der Hausarzt durchgeführt?
- Welche Diagnostik ist erfolgt?
- Wurde ein Abstrich gemacht und wenn ja, mit welchem Ergebnis?
- Besteht Sexualverkehr?
- Ist ein Trauma bekannt?

Definition

Als Orchitis bezeichnet man die Entzündung des Hodens. Meist ist sie Folge einer viralen (z. B. Mumps, Röteln, Enteroviren, EBV, Varizellen) hämatogenen Streuung, manchmal auch einer bakteriellen Infektion (Brucellose, coliforme Bakterien, Mykoplasmen usw.). Letztere führt – da aufsteigend – meist zu einer zusätzlichen Infektion des Nebenhodens (Epididymoorchitis/Panorchitis).

Vorkommen

Es gibt keine zuverlässigen Daten zur Häufigkeit klinisch-symptomatischer Orchitiden im Kindes- und Jugendalter. Isolierte Entzündungen des Hodens treten selten vor der Pubertät auf. Sie sind im Gegensatz zur Nebenhodenentzündung

B. Stier und G. Kornhäusel, *Manual Jungenmedizin I – Untersuchung und relevante Krankheitsbilder*, essentials, https://doi.org/10.1007/978-3-662-68262-3_6

häufig viraler Natur (Mumpsvirus, Echoviren, Varizellen, Influenza, Epstein Barr Virus, Arbovirus, Coxsackieviren). Eine – vor allem im Jugendalter vorkommende – bakterielle Infektion (Brucellose, coliforme Bakterien, Mykoplasmen usw.) führt, da aufsteigend, meist zu einer Infektion des Nebenhodens und Hodens (Epididymoorchitis/Panorchitis). Dabei muss immer eine entzündliche Genese infolge sexuell übertragener Erreger (Neisserien, Chlamydien usw.) bei Adoleszenten bedacht werden (→ ggf. Partner/in Mitbehandlung). Eine Mumpsorchitis tritt in der Regel erst ca. 4–8 Tage nach Infektionsbeginn auf. Als Komplikation resultiert häufig eine dauerhafte Hodenatrophie. Durch konsequentes Impfen kann diese Erkrankung verhindert werden!

▶ **Merke**

Bakterielle Infektionen führen zu einer Epididymitis und dann zur Orchitis im Sinne einer aufsteigenden Infektion (Epididymoorchitis).

Stellenwert in der Grundversorgung

In bis zu 60 % der diagnostizierten Orchitiden liegt eigentlich eine Epididymoorchitis vor (spricht für aufsteigende Infektion). Die Mumpsorchitis ist bei 30 % der Mumpserkrankungen zu beobachten und tritt fast ausschließlich in der 2. Hälfte der Pubertät nach der Spermarche auf. Sie ist in 10–30 % bilateral. Bakterielle Ursachen einer Orchitis weisen auf eine aufsteigende Infektion im Sinne eine Epididymoorchitis/Panorchitis hin. Ursachen dafür können sein:

Bakterielle Ursachen einer Orchitis

- Gonorrhö und andere STD (Chlamydien!)
- Darmkeime (z. B. Analverkehr)
- Brucellosen, coliforme Bakterien, Mykoplasmen
- Urogenitaltuberkulose

Nichtinfektiöse Ursachen

- Trauma
- Autoimmunreaktion
- Amiodarontherapie
- Idiopathisch

Klinische Erscheinungsformen/Diagnose/Differenzialdiagnose (siehe hierzu Tab. 1 – Kap. Hydatidentorsion)

Bei der Orchitis besteht ein eher schleichender Krankheitsbeginn mit zunehmender, zumeist einseitig schmerzhafter Schwellung von Hoden und/oder Nebenhoden (Epididymoorchitis/Panorchitis). Die Schmerzen sind im entsprechenden Hoden lokalisiert und strahlen gelegentlich in das untere Abdomen aus. Die Schmerzen können auch auf den anderen Hoden ausstrahlen. Symptome einer Erkrankung der unteren Harnwege, wie Fieber, Pollakisurie und Harndrang, Hämaturie und Dysurie, können vorhanden sein. Diese Symptome sind häufig bei Orchitis und Epididymoorchitis/Panorchitis anzutreffen, aber selten im Zusammenhang mit Hodentorsion bzw. Hydatidentorsion. Eine virale Orchitis zeigt meist abrupter auftretende Schmerzen und Schwellung des betroffenen Hodens. Häufig bestehen zudem Übelkeit und Erbrechen. Der Hoden ist deutlich vergrößert, prall und induriert. Der Kremasterreflex ist in der Regel erhalten.

Diagnose

Neben dem klinischen Erscheinungsbild ist vor allem die sonografische Untersuchung in der Hand eines erfahrenen Untersuchers wegweisend. Da immer eine Hodentorsion ausgeschlossen werden muss, gelten hier dieselben Untersuchungsbedingungen wie bei der Hodentorsion beschrieben. Im Ultraschall des Hodens findet sich ein vergrößerter, hypoechogener Hoden. Zusätzlich kann eine verdickte Skrotalwand oder eine Begleithydrozele bestehen. Die Farb-Doppler-Sonografie zeigt eine vermehrte Durchblutung des Hodenparenchyms. Ist der Nebenhoden mitbetroffen, so ist dieser vergrößert und inhomogen bis hypoechogen.

Eine Urinuntersuchung einschließlich einer Kultur mit Antibiogramm sollte immer durchgeführt werden. Dabei ist besonders auf – insbesondere Trimethoprim/Sulfamethoxazol resistente – E. coli Stämme zu achten. Bei rezidivierenden Infektionen muss eine erweiterte Diagnostik zum Ausschluss von strukturellen Anomalien stattfinden.

Bei der isolierten Orchitis ist eine spezifische virologische Untersuchung sinnvoll.

Ansonsten – insbesondere bei einer Epididymoorchitis (Panorchitis) – sollte immer ein spezifischer Erregernachweis geführt werden (siehe Ätiologie).

Bei vermuteten STI's bzw. Chlamydien-Infektion => NAAT (Nucleic Acid Amplification Test) aus dem Morgenurin.

Differenzialdiagnose
Alle Erkrankungen des Erscheinungsbilds „Akutes Skrotum", insbesondere:

- Hodentorsion
- Hydatidentorsion
- Epididymitis
- Inkarzerierte Leistenhernie
- Hodentumoren
- Traumatische Schädigung
- Idiopathisches Skrotalödem
- IgA-Vaskulitis (Purpura Schönlein-Henoch)

Sehr selten in unseren Breitengraden TBC (hämatogene Manifestation), Brucellose/
(Cave: Migranten aus Afrika und dem Orient) Filiariose (Elephantiasis).

▶ **Cave**
Das Prehn-Zeichen (Der Untersucher hebt den betroffenen Hoden an, während
der Patient möglichst entspannt auf dem Untersuchungstisch liegen sollte: Die
Schmerzen nehmen bei Anhebung des Hodens ab = positives Prehn-Zeichen =
> Orchitis, Epididymoorchitis/Panorchitis) bietet keine sichere Differenzierung
zur Hodentorsion (negatives Prehn-Zeichen) und sollte daher nie als alleinige
diagnostischen Möglichkeit in Erwägung gezogen werden!

▶ **Merke**

- Bislang gibt es keine validen Studien zur Chlamydieninfektion bei Adoleszenten. Aufgrund von Untersuchungen bei Adoleszentinnen lässt sich vermuten,
  dass Infektionen mit Chlamydien wesentlich häufiger sind als angenommen. Es sollten daher bei jeder Orchitis unbedingt Chlamydien als Ursache
  bedacht und ausgeschlossen werden. Sie gehören zu Recht zu den sexuell
  übertragbaren Erkrankungen.
- Ein Aufklärungs-Flyer für Jungen und junge Männer zum Thema Chlamydien
  ist über den BVKJ e. V./Material erhältlich.

Behandlungsziel
Frühzeitige adäquate Behandlung mit restitutio ad integrum (spätere Fertilitätsstö-
rungen können nicht sicher ausgeschlossen werden).

Therapie

Diese gestaltet sich wie unter „Epididymitis" beschrieben.
Die Behandlung erfolgt im Falle einer viralen Ursache mit Suspensorium und Analgesie.

- Bei nachgewiesener bakterieller Infektion gemäß Antibiogramm. Patienten mit Pyurie oder bekannten urogenitalen Risikofaktoren sollten empirisch antibiotisch behandelt werden (z. B. Trimethoprim-Sulfamethoxazol – CAVE: Resistenzentwicklung bei Escherichia coli – oder Cephalosporine der 3. Generation).
- Hospitalisation, wenn starke Schmerzen bestehen oder Diagnose nicht 100-prozentig sicher ist.
- Nach Antibiogramm bzw. vermutetem oder gesichertem Erreger: Ggf. Ceftriaxon 250 mg i. m. × 1 und Doxycyclin (erst nach komplettem Zahnwechsel) 100 mg 2 x/Tag für 10 Tage bei Patienten < 35 Jahre (Chlamydien: Erythromycin, Azithromycin).
- Ofloxacin (jenseits der Wachstumsphase > 18 Jahre) 300 mg 2 x/Tag für 10 Tage oder Levofloxacin 500 mg 1 x/Tag für 10 Tage bei Patienten über 35 Jahre bzw. bei Nachweis von Enterobacteriaceae, Pseudomonas oder Enterokokken.
- Bei Gonorrhö z. B. Ceftriaxon/Azithromycin oder Doxycyclin.
- Ggf. Partner/in-Aufklärung und -Behandlung!!

▶ **Cave** Ping-Pong-Infektion (ggf. gegenseitige rezidivierende Übertragung, wenn keine Partner/in-Mitbehandlung erfolgt).

▶ **Merke**

- Die häufigste Ursache des akuten Skrotums ist im Kindes- und Jugendalter die Hodentorsion!
- Bei präpubertären Orchitiden liegen nicht selten Anomalien der ableitenden Harnwege vor. Diese sollten zwingend ausgeschlossen werden.
- Bislang gibt es keine validen Studien zur Chlamydieninfektion bei Adoleszenten. Aufgrund von Untersuchungen bei Adoleszentinnen lässt sich vermuten, dass Infektionen mit Chlamydien wesentlich häufiger sind als angenommen. Es sollten daher bei jeder Orchitis unbedingt Chlamydien als Ursache bedacht und ausgeschlossen werden. Sie gehören zu Recht zu den sexuell übertragbaren Erkrankungen.

Was sollten Sie wissen

- Meist schleichender Krankheitsbeginn mit zunehmender, zumeist einseitig schmerzhafter Schwellung von Hoden und/oder Nebenhoden (=> Epididymoorchitis/Panorchitis). Fieber, Pollakisurie und Harndrang, Hämaturie und Dysurie können vorhanden sein. Häufig Übelkeit und Erbrechen
- Hoden vergrößert, prall, induriert
- Viral: Mumps (cave Hodenatrophie!), Echovirus, Varicellen, Influenza, Epstein Barr Virus, Arbovirus, Coxsackie
- Mumpsorchitis in 20–35 % der Fälle verbunden mit Mumpsparotitis (durch konsequentes Impfen seltener geworden)
- Bakteriell: coliforme Bakterien, Darmkeine (Analverkehr?) => Behandlung gemäß Antibiogramm/Brucellose, Mykoplasmen usw. Es sollte bei Adoleszenten immer eine entzündliche Genese infolge sexuell übertragener Erreger (Neisserien, Chlamydien usw.) ausgeschlossen werden → spezifische Antibiotika
- Zusätzliche Behandlung mit Suspensorium und Analgesie
- Infertilitätsraten bei ca. 4 %
- Ggf. Partner/in-Behandlung

► **Merke**

Patienten im Jugendalter mit einer bakteriellen Infektion im Sinne einer Epididymoorchitis sollten – besonders bei Vorliegen einer sexuell übertragenen Erkrankung – eingehend auf Schutzmöglichkeiten (Kondom!) hingewiesen werden. Insbesondere ist ein Gespräch über Vaterschaftsverhütung sinnvoll. Nicht wenige Jugendliche praktizieren Analverkehr als eine „Form" der Schwangerschaftsverhütung. Hierzu sollte auf die besonderen Infektionsrisiken hingewiesen werden. Ebenso sollten die Patienten über das Risiko der Infertilität als Folge der Infektion aufgeklärt werden. Wenn möglich sollte ein aufklärendes Gespräch mit beiden Beteiligten erfolgen.

Beispiel Mark

Mark hatte eine Epididymoorchitis entwickelt. Die Behandlung der Epididymitis war mit Trimethoprim-Sulfamethoxazol vom Hausarzt durchgeführt worden. Leider war keine Urinuntersuchung/Antibiogramm erfolgt. In dem nunmehr durchgeführten Abstrich aus der Harnröhre (fast 2 Wochen nach initialem Beschwerdebeginn und Therapie) fanden sich E. coli. Das Antibiogramm ergab E. coli mit Resistenzentwicklung gegenüber Trimethoprim-Sulfamethoxazol, ein häufig in der Literatur beschriebener Befund.

Auf Befragen gab der Patient eine heterosexuelle Beziehung an, bei der auch Analverkehr praktiziert wurde.

Erfreulicherweise kam es zur raschen Besserung und Genesung unter Cephalosporin-Therapie. Eine evtl. eingeschränkte Fertilität muss abgewartet werden. Der Patient wurde eingehend auf die Infektionsproblematik bei Analverkehr hingewiesen. Worin die Risiken liegen und wie er und seine Partnerin sich schützen können (Kondom), was es zu beachten gilt sowie andere Formen der Vaterschaftsverhütung wurden mit Mark besprochen.

Hodentorsion

Fallbeispiel

Moritz, 16 Jahre: Erstmals Schmerzen zwei Tage zuvor, dann besser, dann am Vormittag hoch akut, bei Bauchschmerz und Erbrechen gehen Junge und Eltern von einem Magen-Darm-Infekt aus. Dass auch der Hoden schmerzt, erzählt der Junge seinen Eltern nicht. Erst kurz vor Mitternacht, als die Schmerzen unerträglich werden und der Hoden mandarinengroß ist, erfolgt die Vorstellung in der Klinik. „Hodentorsion?", so Junge und Eltern, „nein, davon hätten sie noch nie etwas gehört."

Fragestellung

- Warum kommt er erst jetzt?
- Warum redet er von Bauchschmerzen, wenn doch das Problem im Genitalbereich lokalisiert ist?
- Wie kann es sein, dass Eltern und Patient noch nie von einer Hodentorsion gehört haben?

Definition

Als Hodentorsion bezeichnet man eine akute Stieldrehung von Hoden und Nebenhoden. Hierdurch kommt es zur Unterbrechung der Blutzirkulation. Abhängig vom Ausmaß der Torsion ist innerhalb von 2–12 (im Mittel 6–8) h mit einer hämorrhagischen Infarzierung und Nekrose des Hodens zu rechnen. Dabei sind primär

B. Stier und G. Kornhäusel, *Manual Jungenmedizin I – Untersuchung und relevante Krankheitsbilder*, essentials, https://doi.org/10.1007/978-3-662-68262-3_7

die Sertoli-Zellen (Spermatogenese) betroffen. Die für die Testosteron-Synthese zuständigen Leydig-Zellen (Leydig-Zwischenzellen) haben eine Ischämiezeit von ca. 12 h.

Vorkommen

Es gibt einen deutlichen Häufigkeitsgipfel mit ca. 65 % der Fälle zwischen dem 12. und 18. Lebensjahr. Hier liegt das Risiko bei 1:4000 und macht ca. 25 % aller Fälle eines akuten Skrotums aus. Intermittierende Torsionsereignisse sind bereits ab dem 8. Lebensjahr beschrieben (S2k-Leitlinie Akutes Skrotum im Kindes- und Jugendalter Version 5.0, 2015). Ein kleinerer Häufigkeitsgipfel liegt pränatal und im Neugeborenenalter.

Ursache ist eine deutlich erhöhte Kremasterkontraktilität bzw. eine abnorme Beweglichkeit des Hodens innerhalb seiner Hüllen und seiner Aufhängung (Gubernaculum, physiologische Fixpunkte gegen die Tunica vaginalis testis). Mehr als die Hälfte aller beobachteten Torsionen betrifft nach der Neonatalperiode nicht deszendierte Hoden oder Pendelhoden. Entscheidend für den Grad der Hodenschädigung sind Dauer und Ausmaß der Torsion. Ist primär nur der venöse Abfluss gestört (inkomplette Torsion), verursacht die intakte arterielle Blutzufuhr eine Stase von Blut mit Kongestion und Schwellung, die schrittweise in ein interstitielles Ödem mit sekundärer arterieller Obstruktion, venöser und arterieller Thrombose sowie hämorrhagischer Gewebsnekrose des Hodens übergehen kann. Die prompte vollständige Unterbrechung der Blutzufuhr (komplette Torsion) führt zum anämischen Infarkt des Hodens (S2k-Leitlinie Akutes Skrotum im Kindes- und Jugendalter Version 5.0, 2015).

Stellenwert in der Grundversorgung

Unklare Bauchschmerzen – ggf. mit Erbrechen und daher als Magen-Darm-Infekt fehlgedeutet – sind nach wie vor eine der häufigsten anamnestischen Angaben bei Vorliegen einer Hodentorsion. Vielen Jungen und ihren Eltern ist zudem die Erkrankung nicht bekannt und wird daher auch in ihrer Tragweite und der Erfordernis einer raschen Diagnose nicht erkannt.

Perinatale Torsionen machen ¾ der Ereignisse aus, wobei eine Korrelation zum Geburtsgewicht, dem Entbindungsmodus und dem Auftreten perinataler Traumen besteht. Auch anatomische Varianten, wie die Bell-clapper-Anomalie mit eher querer Position der Hoden, weitgehend fehlender intravaginaler Fixation und dadurch extrem weitem Bewegungsradius leisten der Torsion Vorschub. Geringfügige äußere Rotationsstimuli können, begleitet von Kremaster- bzw. Musculus dartos – Kontraktionen, zur Torsion führen.

► Merke

- Häufige Angabe sind Bauchschmerzen, gerade auch bei Jugendlichen! Eine routinemäßige Inspektion und Palpation der Hoden sollte daher bei allen Patienten mit Bauchschmerzen erfolgen. Dies nicht zu tun ist ein Kunstfehler.
- Das klinische Bild der akuten Torsion der Appendix testicularis und der Appendix epididymidis kann eine komplette Torsion vortäuschen (vorwiegend im präpubertären Alter). Der Schmerz ist dabei mehr am oberen Hodenpol lokalisiert.

Diagnose/Differenzialdiagnose (siehe hierzu Tab. 1 – Kap. Hydatidentorsion)
Eine Hodentorsion ist ein absoluter Notfall. Daher sollte die Anamneseerhebung und klinische Untersuchung möglichst zeitgleich durchgeführt werden. Neben dem zeitlichen Ablauf und der Charakteristik des Schmerzes sollte auch ein mögliches Trauma-Ereignis wie auch die Frage nach einer Leistenhernie und eines Pendelhodens oder Hodenhochstandes abgeklärt werden. Begleitende Infektionen wie auch die begleitende Symptomatik (incl. Hämatomen oder Petechien => hämatologische Erkrankung?) sind zu eruieren. Sehr häufig berichten die Patienten auch über Bauchschmerzen, Leistenschmerzen, bis in den Oberschenkel ziehend. Selten wird die direkte Lokalisation der Beschwerden im Hoden lokalisiert angesprochen. Daher ist es ein absoluter Kunstfehler, bei allen (unklaren) Bauchschmerzen etc. das Genitale nicht in die Untersuchung mit einzubeziehen. Insbesondere ist auf Beginn, Intensität und Ablauf der Schmerzsymptomatik zu achten. Die Untersuchung erfolgt, wenn möglich, im Stehen und liegend. Anamnestisch wird auch berichtet über eine ausgeprägte Beweglichkeit des Hodens im Skrotalfach. Weitere Fragen beziehen sich auf vorausgegangene Operationen, Fieber und Dysurie. Eine Sexualanamnese ist eine conditio sine qua non.

Klinische Erscheinungsformen
Es ist anamnestisch insbesondere auf Beginn, Intensität und Ablauf der Schmerzsymptomatik zu achten (plötzlicher Beginn, „Vernichtungsschmerz"). Die Untersuchung erfolgt, wenn möglich, im Stehen und liegend. Befunde bei Hodentorsion sind:

- anamnestisch ausgeprägte Beweglichkeit des Hodens im Skrotalfach
- starker plötzlicher Schmerz im Skrotum (Vernichtungsschmerz), zieht entlang des Samenstranges in den Unterbauch (**cave:** Hodentorsion infolge eines Traumas kann so übersehen werden).

Abb. 7.1 Klinisches Bild
einer Hodentorsion rechts.
(Mit freundlicher
Genehmigung von G.
Schweintzger/LKH
Hochsteiermark/Leoben)

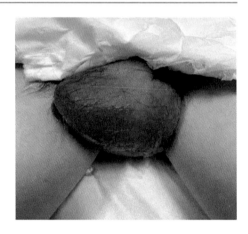

- Vegetative Symptome: Übelkeit, Erbrechen, Schweißausbruch und Tachykardie bis hin zum Schock
- schnelle Entwicklung einer skrotalen Schwellung
- Rötung der Skrotalhaut (Erythem) (Abb. 7.1)
- starke Berührungsempfindlichkeit
- der Kremasterreflex ist häufig nicht auslösbar, der Hoden steht höher
- Zunahme des Schmerzes bei Anheben des Skrotums (Prehn-Zeichen, sehr unzuverlässig! → hat keine Bedeutung mehr)

▶ **Cave**

Typischerweise tritt die akute Torsion unabhängig von Tageszeit, körperlicher Aktivität oder äußeren Einflüssen auf.

Laborchemisch ergeben sich in der Differenzialdiagnose im Notfall kaum Zusatzinformationen (in dubio pro testis!). Die Diagnose erfolgt mittels Duplexsonographie (Angiomode bzw. Farbduplexsonographie) (Validität von 90–96 %). Nur die intratestikuläre Auswertung ist valide (cave: Das sonografische B-Bild kann, abgesehen von einer Schwellung des Hodens, in den ersten ~3 h nach dem Ereignis unauffällig sein!). Dabei sollte unbedingt auch der gepulste Doppler mit eingesetzt werden zur RI (Resistance-Index)-Messung (auch zur Unterscheidung einer partiellen von einer totalen Torsion). Die Normwerte des RI liegen bei 0,5–0,6 (Schneble et al., 2011). Neuerdings kommt vermehrt die Contrast Enhanced UltraSound (CEUS)-Methode zum Einsatz. Sie unterscheidet sehr gut zwischen partieller und kompletter Hodentorsion. Die Durchblutung im Samenstrang sollte ebenfalls erfasst werden. Findet sich ein „Whirlpool-Zeichen" so ist damit eine Torsion bewiesen (Sensitivität und Spezifität 100 %) (Deeg, 2021).

Immer sollte die Untersuchung mit der gesunden Seite beginnen. Dort sollte die Geräte-Einstellung erfolgen und mit dieser Einstellung die erkrankte Seite untersucht werden. Dieses Vorgehen erlaubt den besten Seitenvergleich. Die Untersuchung des schmerzhaften Skrotums erfolgt in Rückenlage mit hochgelagertem Skrotum (Handtuch). Die Untersuchung sollte mit einem Linearschallkopf mit mindestens 10 MHz erfolgen. Neben Hoden und Nebenhoden sollte immer auch der Samenstrang vom äußeren Leistenkanal bis zum Hoden mit abgebildet werden (Deeg, 2021). Sonografisch ist der Nachweis und die Darstellung der im Hodenparenchym liegenden Endgefäße ausschlaggebend, die bei der Hodentorsion vermindert (partielle Torsion) bzw. nicht mehr darstellbar sind. In der Kapselarterie hingegen kann es bei Hodentorsion sogar zu einer Hyperperfusion mit Flussumkehr kommen.

Man unterscheidet
Intravaginale Torsion
Häufigste Form; typisch, wenn retinierte Hoden betroffen sind sowie bei Torsionen jenseits des 10. Lebensjahres. Sie können allerdings auch durch sportliche Aktivitäten, Traumata und einen überschießenden Kremasterreflex ausgelöst werden. Sie wird begünstigt durch eine hohe Insertion der Tunica vaginalis im Samenstrang. Diese Anomalie ermöglicht es, dass der Hoden sich frei um den Samenstrang drehen kann (Bell-clapper-Anomalie genannt).

Extravaginale Torsion oberhalb der Umschlagsfalte der serösen Hüllen.
Diese Torsionsform tritt bei präpubertären Kindern häufiger auf und bei Neugeborenen fast ausschließlich.

Mesorchiale Torsion
Seltene Torsionsform zwischen Hoden und Nebenhoden bei langem Mesorchium oder entwicklungsbedingter Dissoziation von Hoden und Nebenhoden.

Differenzialdiagnostisch ist zu denken an:

- Epididymitis,
- Orchitis,
- Appendizitis,
- inkarzerierte Leistenhernie,
- Hodentumor,
- Hydatidentorsion (ca. 25 % der Fälle akuter Hodenschmerzen)
- Traumatische Hodenschädigung
- idiopathisches Skrotalödem
- IgA-Vaskulitis (Purpura Schönlein-Henoch)

▶ **Merke**

- Das klinische Bild der akuten Torsion der Appendix testicularis und der Appendix epididymidis kann eine komplette Torsion vortäuschen (vorwiegend im präpubertären Alter). Der Schmerz ist dabei mehr am oberen Hodenpol lokalisiert.
- Bei ca. 1/3 der Patienten mit einer initialen Hodentorsion kommt es im Vorfeld zu rezidivierenden inkompletten Torsionen mit flüchtiger Symptomatik infolge spontaner Detorsionen.

Therapie
Die Hodentorsion ist immer ein Notfall. Die Therapie besteht in einer chirurgischen Detorquierung mit Orchidopexie. Es kommt in 80–100 % zur Restitution, falls der Blutfluss nicht länger als ca. 6 h unterbrochen war. Da es selbst bei erfahrenen Untersuchern in 5–10 % der Fälle zu diagnostischen Fehlern kommen kann, sollte die Indikation zur Hodenfreilegung großzügig gestellt werden (In dubio pro testis!). Die endgültige Erholung des Hodens zeigt sich nach ca. 5–8 Wochen. Die prophylaktische Orchidopexie der Gegenseite sollte im Falle einer Hodentorsion zeitnah erfolgen.

Die Entfernung eines atrophischen Hodens muss erwogen werden, da – bei bestehender Nekrose – durch einen (auto)antikörperinduzierten immunologischen Prozess der kontralaterale gesunde Hoden geschädigt werden kann.

▶ **Merke**

- Zum gezielten Ausschluss von Differenzialdiagnosen ist die Durchführung einer Hodensonografie incl. Duplexsonografie, ggf. Contrast enhanced ultrasound (CEUS), einer Labor- und Harnuntersuchung, sowie gegebenfalls weitere Bildgebung notwendig.
- Wiederholt ein- oder beidseitig auftretende Schmerzen im Hodenbereich ohne äußeren Anlass sind verdächtig für intermittierende Torsionen.
- Eine anamnestisch erhobene ipsilaterale Orchidopexie schließt eine erneute Hodentorsion differenzialdiagnostisch nicht aus.
- Wenn die Hodentorsion nicht sicher sonografisch ausgeschlossen werden kann, muss zwingend eine operative Hodenfreilegung zur Befundsicherung erfolgen!
- Bei partieller Torsion ist evtl. die Durchblutung nur vermindert. Dies führt unter Umständen zu einem falsch negativen Befund!
- Die manuelle Detorsion bei gesicherter Hodentorsion bleibt außerklinischen Notfällen oder absehbarem Zeitverzug für eine operative Versorgung vorbehalten.

Was sollten Sie wissen

- Das „akute Skrotum" ist immer ein Notfall (~25 % Hodentorsion als Ursache)
- Häufigkeitsgipfel im 1. Lebensjahr und in der Pubertät
- typisch sind plötzliche heftige Schmerzen = „Vernichtungsschmerz" (Prehn-Zeichen, sehr unzuverlässig!)
- 10-fach erhöhtes Risiko bei Hoden nach verspätetem Deszensus
- Für Diagnose und gezielte Therapie verbleiben maximal 6–8 h
- Leydig'schen Zwischenzellen – Ischämiezeit ca. 12 h!
- Die endgültige Erholung des Hodens zeigt sich nach ca. 5–8 Wochen.
- Ein atropher, aber tastbarer Hoden muss nicht unbedingt entfernt werden, aber eine kontralaterale Hodenschädigung kann durch einen(Auto-) Antikörper induzierten immunologischen Prozess des belassenen inkarzerierten Hodens entstehen!
- Die prophylaktische Orchidopexie der Gegenseite sollte im Falle einer Hodentorsion zeitnah erfolgen

▶ **Cave**

Häufige anamnestische Angabe sind Bauchschmerzen.

Beispiel Moritz

Moritz wurde umgehend einer chirurgischen Intervention zugeführt. Der Erhalt des Hodens war leider nicht mehr möglich und wurde entfernt (spätere Möglichkeit eines Prothesenimplantats besprechen). Da häufig den Jungen wie auch den Eltern und Betreuer*innen das Krankheitsbild nicht bekannt ist, sollte jede Gelegenheit (z. B. J1 und J2) genutzt werden, diese entsprechend auf das Krankheitsbild hinzuweisen. Insbesondere gilt dies für Jungen mit entsprechendem Risikoprofil (s. o.). Auch eine größer angelegte Informationskampagne sollte erwogen werden. Nach wie vor werden zu häufig Jungen mit einer Hodentorsion verspäet in der Praxis und/oder Klinik vorgestellt. Daher sollte jede Gelegenheit zur Aufklärung über dieses Krankheitsbild genutzt werden.

Hydrozele/Hydrocele funiculi spermatici

8

Fallbeispiel

Sebastian, 15 Jahre: Kommt mit seiner Mutter in die Praxis. Schmerzlose Schwellung (vgl. Abb. 8.1) des „Hodens" rechts seit ca. 2 Monaten. Kein Trauma bekannt.

Fragestellung

- Warum kommt er erst jetzt?
- Plötzliche oder langsam zunehmende Schwellung?
- Gibt es eine Vorgeschichte?

Definition

Bei einer Hydrozele handelt es sich um eine Ansammlung seröser Flüssigkeit in der Tunica vaginalis (Hydrocele testis) oder einem nicht verklebten Anteil des Processus vaginalis (Hydrocele funiculi spermatici). Eine Verbindung zur Bauchhöhle besteht dabei nicht.

Finden sich wechselnde Mengen von Flüssigkeit im Cavum serosum testis aufgrund eines offenen Processus vaginalis spricht man von einer Hydrocele communicans.

Vorkommen

Eine Hydrozele im Jugendalter kommt in der Regel idiopathisch vor, nach Entzündungen, Hydatidentorsionen oder Verletzungen. Das Vorhandensein einer offenen Bruchpforte sollte geprüft werden. Es handelt sich um eine schmerzlose skrotale,

Abb. 8.1 Schmerzlose
Schwellung rechte
Skrotumhälfte/Sonografie:
echofreie
Flüssigkeitsansammlung im
Cavum serosum testis.
(Rechte der Bilder beim
Autor)

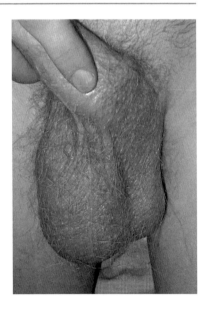

relativ feste Schwellung, die sich im Tagesverlauf (beim offenen Processus vaginalis) verändern kann. Auch nach Traumata werden Hydrozelen beschrieben. Eine
reaktive Hydrozele kann bei Tumoren sowie bei einer Leistenhernie auftreten. Entzündliche (z. B. Erysipel) oder ödematöse Veränderungen der Skrotalhaut (z. B.
Skrotalödem bei Purpura Schönlein Henoch, idiopathisches Skrotalödem) können
eine Hydrozele vortäuschen und/oder verursachen. Ein Auftreten ist in jedem Alter
möglich, am häufigsten aber im Neugeborenenalter. Die Inzidenz wird mit 6–58 %
angegeben (Wessel & Lange, 2020). Bei Neugeborenen, Säuglingen und Kleinkindern ist die Unterscheidung am besten durch Palpation möglich. Lässt sich die
Schwellung in der Leiste abgrenzen, ist es eine Hydrozele; kann diese aber bis zur
Bauchhöhle verfolgt werden handelt es sich um eine Leistenhernie. Die Diagnose
ist mittels Palpation, Durchleuchtung (Transillumination) und Sonografie einfach
zu stellen.

Stellenwert in der Grundversorgung
Das Vorliegen intraskrotaler Pathologie beinhaltet die Beschäftigung mit einem
weiten Feld gutartiger und bösartiger Erkrankungen incl. Systemerkrankungen.
Bei der zeitnahen Diagnosestellung ist die Ultrasonografie incl. ihrer ergänzenden
Methoden unerlässlich. Dabei gilt es auch über das Organ hinaus zu denken.

Körperliche Untersuchung/Diagnose/Differenzialdiagnose
Körperliche Untersuchung

Es handelt sich um eine schmerzlose skrotale, relativ feste Schwellung, die sich im Tagesverlauf (beim offenen Processus vaginalis) in Abhängigkeit von Aktivität und Positionswechsel verändern kann. Auch nach Traumata werden Hydrozelen beschrieben, wobei durch das Trauma Schmerzen bestehen können. Inspektion und Palpation des Skrotums, des Genitale und der umliegenden Regionen einschließlich des Ausschlusses eines Leistenbruchs sollten erfolgen. Die Hydrozele erweist sich als prall oder fluktuierende elastische Schwellung im Leistenkanal, den inneren Leistenring nicht überschreitend.

Klassisch ist bei einer kommunizierenden Hydrozele die im Tagesverlauf wechselnde Größe in Abhängigkeit von Lagewechsel und Aktivität. Sie kann durch Anamnese und körperliche Untersuchung diagnostiziert werden.

Diagnose
Primäre Hydrozele

Sie ist angeboren. Ursache ist eine inkomplette Obliteration des Processus vaginalis peritonei im Bereich des Samenstrangs (Hydrocele funiculi spermatici) oder des Hodens (Hydrocele testis).

Bei ca. 80–94 % der Neugeborenen und bei ca. 20 % der Erwachsenen besteht ein unvollständiger Verschluss des Processus vaginalis peritonei, was nicht zwangsläufig zu einer Hydrozele bzw. einem Leistenbruch führen muss.

Sekundäre Hydrozele

Sie ist nicht angeboren. Dabei handelt es sich um nicht kommunizierende Hydrozelen, die auf einem Ungleichgewicht zwischen der Sekretion und der Reabsorption der Flüssigkeit basieren. Diese ist Folge von z. B. einem Trauma, Hodentorsion, Epididymitis oder einer erfolgten Varikozele-Operation. Rezidive nach primärer operativer Behandlung einer kommunizierenden oder nicht kommunizierenden Hydrozele können ebenfalls auftreten (Radmayr et al., 2023).

Die Schwellung ist glatt und durchscheinend. Die Diagnose ist mittels Palpation, Durchleuchtung (Transillumination) und Sonografie einfach zu stellen. Hier zeigt sich eine mehr oder weniger ausgedehnte echofreie Flüssigkeitsansammlung im Cavum serosum testis. Gekammerte Hydrozelen kommen vor. Der Hoden/Nebenhoden muss immer mitbeurteilt werden. Die Durchblutung der Hoden ist in der Regel nicht beeinträchtigt. Behandlungsindikationen bestehen bei prall gespannter Hydrozele, weil es hierbei zur Beeinträchtigung der Blutzirkulation kommen kann, sowie bei sehr ausgedehntem Befund und eindeutiger Kommunikation mit dem Bauchraum. Eine Spermatozele, Varikozele, Hämatozele, Skrotalhernie bzw. ein Hodentumor sind differenzialdiagnostisch auszuschließen.

Differenzialdiagnose
Differenzialdiagnostisch sollte an Begleithydrozelen (z. B. nach Traumen oder bei Hodentumoren und Entzündungen), an eine Spermatozele, an eine Varikozele, an Skrotalhernien, eine Hämatozele und an Hodentumore gedacht werden.

Therapie
Wegen der möglichen spontanen Rückbildung ist bei Kindern mit einem operativen Vorgehen in den ersten 6 Monaten abzuwarten. Wenn die Hydrozele über den 6. Lebensmonat hinaus persistiert, wird sie nicht mehr spontan verschwinden. Die Indikation zur Operation ist gegeben. Es gibt keine Hinweise bei der primären Hydrozele für eine Schädigung des Hodens. Sehr selten kann durch eine Prallfüllung der venöse Rückfluss aus dem Hoden behindert sein und es damit zu einer venösen Infarzierung kommen.

Eine frühzeitige Operation ist indiziert, wenn der Verdacht auf einen begleitenden Leistenbruch oder eine zugrunde liegende Hodenpathologie besteht (Radmayr et al., 2023). Eine Punktion ist kontraindiziert, da sie mit dem Risiko eines Rezidivs und einer Infektion behaftet ist. Bei der nichtkommunizierenden Hydrozele kann es – besonders im Neugeborenenalter – zu spontaner Rückbildung kommen (bis zu 75 % innerhalb von 6–9 Monaten). Eine Beeinträchtigung der Fertilität ist nicht gegeben.

Was sollten Sie wissen

- Ansammlung seröser Flüssigkeit im Cavum serosum testis
- schmerzlose skrotale Schwellung – kann sich im Tagesverlauf vergrößern! – auch nach Trauma möglich
- Transillumination! zur Diagnostik
- Ultraschalluntersuchung indiziert (immer Hoden und Nebenhoden mitbeurteilen) – eine reaktive Hydrozele kann bei Tumoren bestehen!!/cave Leistenhernie
- Behandlungsindikation (OP)
  - pralle Hydrozele → Blutzirkulation beeinträchtigt
  - große Hydrozele → störend

Beispiel Sebastian

Angesichts der Größe der Hydrozele ergab sich die operative Behandlungsindikation. Weitere Pathologie konnte ausgeschlossen werden.

Hirsuties papillaris penis

9

Fallbeispiel

Mark, 17 Jahre: „… könnten Sie mal schauen. Ich habe da so etwas Pickeliges an meinem Penis, wenn ich die Vorhaut zurückziehe" (Abb. 9.1).

Fragestellung

- Schmerzhaft, juckend?
- durch Geschlechtsverkehr übertragene Erkrankung?
- Sexuelle Praktiken?

Definition

Die Hirsuties papillaris penis ist eine gutartige genetische Variante (Atavismus), die bei ca. 1/3 der Jungen und Männer gegeben ist und meist in der Pubertät und der Adoleszenz bemerkt wird (Blickdiagnose). Häufig besteht die Angst vor einer sexuell übertragenen Erkrankung.

Die Hirsuties papillaris penis ist immer an der Corona der Glans penis lokalisiert. Bei den 1–3 mm großen weißlichen bis weißlich-gelblichen/hautfarbenen weichen Papeln handelt es sich histologisch um kleine Hautknötchen aus Blutgefäßen, kleinen Nerven, Bindegewebe und Hornmaterial. Aus medizinischer Sicht ähneln sie Angiofibromen. Sie treten dabei in 1–5 Reihen von uniformer Größe und Aussehen ausschließlich an der an der Corona der Glans penis und/oder dem Sulcus coronarius auf und sind immer gutartiger Natur (Abb. 9.1).

B. Stier und G. Kornhäusel, *Manual Jungenmedizin I – Untersuchung und relevante Krankheitsbilder*, essentials,
https://doi.org/10.1007/978-3-662-68262-3_9

Abb. 9.1 Hirsuties
papillaris penis. (Mit
freundlicher Genehmigung
von W. Kohlhammer
GmbH, Stier und Winter
2013)

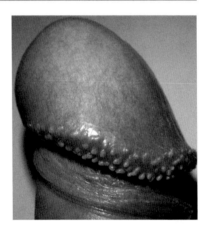

Vorkommen

Die Hirsuties wird bei ca. 15–25 % der Jungen meist erst in der Pubertät mit dem Peniswachstum sichtbar und ist, mehr oder weniger ausgeprägt, bei etwa 10–30 % (bis zu 48 % mit großer Varianz in den einzelnen Populationen) der Männer zu finden, wobei sie bei zirkumzidierten Männern seltener vorkommt. Ein Zusammenhang mit sexueller Aktivität besteht nicht.

Stellenwert in der Grundversorgung

Obwohl völlig harmlos, können die Papeln den Jungen erheblich stören und ängstigen, auch im Hinblick auf Angst vor einer Geschlechtskrankheit, und die Partnerschaftsbeziehung beeinträchtigen.

Die Hirsuties papillaris penis verursacht meist keine Symptome, kann aber, laut Patientenberichten, das sensorische Empfinden der Glans penis verstärken. Das kann in Einzelfällen zu Missempfindungen und Schmerzen nach dem Geschlechtsverkehr führen. Ansonsten verursacht sie keine Symptome. Allerdings weisen Brennen, Juckreiz und ggf. Ausfluss nach dem Geschlechtsverkehr immer auf eine mögliche Geschlechtskrankheit und nie auf eine Hirsuties hin.

Körperliche Untersuchung/Diagnose/Differenzialdiagnose

Eine weitere Diagnostik ist bei typischem Bild nicht erforderlich (Blickdiagnose). Verwechslungen können sich mit Mollusca contagiosa, den Veränderungen beim Lichen ruber, bowenoiden Papeln, Condylomata acuminata und Condylomata lata (Syphilis) ergeben.

Körperliche Untersuchung
Der Aspekt ist meist typisch und in der Regel eine Blickdiagnose möglich und die Lokalisation ausschließlich an der Corona der Glans penis typisch. Eine weitergehende Diagnostik ist daher selten erforderlich.

Differenzialdiagnose
Differenzialdiagnostisch sollte an Mollusca contagiosa, Condylomata accuminata, Condylomata lata, eine bowenoide Papulose (selten) und den Lichen ruber planus (selten) gedacht werden.

Therapie
Eine Therapie ist nicht erforderlich. Nur bei erheblichem Leidensdruck ist eine CO_2-Laserbehandlung (gilt als effektivste Methode) oder Elektrokauterisation in Lokalanästhesie durch einen Hautarzt oder plastischen Chirurgen zu diskutieren. Die vorangehende Aufklärung sollte unbedingt den Hinweis auf die mögliche ungewollte und dann wirklich störende Narbenbildung beinhalten. Die Prognose für Patienten mit Hirsuties ist immer gut.

▶ Merke

Die Hirsuties papillaris penis ist immer gutartig und die Prognose für Patienten mit Hirsuties ist immer gut.

Was sollten Sie wissen

- Die Hirsuties papillaris penis ist eine gutartige genetische Variante (Atavismus)
- Bei ca. 15–25 % der Jungen – Auftreten erstmals in der Pubertät
- Kein Zusammenhang mit sexueller Aktivität
- Diff. Diag.: Mollusca contagiosa, Lichen ruber, bowenoide Papeln, Condylomata acuminata und Condylomata lata (Syphilis)
- Histologisch Bindegewebe
- Chirurgische Intervention nur äußerst zurückhaltend einsetzen wegen Narbenbildung (=> CO_2-Laserbehandlung)

Beispiel Mark

Die Aussage, dass es sich um einen völlig harmlosen Befund handelt, sozu-
sagen eine „Normvariante" und keinesfalls um eine Geschlechtskrankheit,
konnte ihn beruhigen (ggf. auch Gespräch mit der Partnerin/dem Partner
anbieten!).

Lichen sclerosus

10

Oskar, 15 Jahre, kommt wegen ausgeprägter Phimose und Miktionsbeschwerden. Der Befund zeigt eine ausgeprägte Narbenphimose.

Fragestellung

- Physiologische Phimose?
- Andere Ursachen der Narbenphimose?

Definition

Lichen sclerosus ist eine lymphozytär vermittelte, chronisch entzündliche Hauterkrankung, die bevorzugt im anogenitalen Bereich auftritt. Nur ca. 6 % der Fälle betreffen den extragenitalen Bereich. Es mehren sich die Hinweise für einen zugrunde liegenden Autoimmunprozess. Wiederholt postulierte infektiöse Ursachen konnten bisher nicht bewiesen werden. Gehäufte Komorbidität mit Autoimmunerkrankungen wie Vitiligo, Hashimoto-Thyreoiditis und Diabetes mellitus Typ 1 sind mehrfach beschrieben worden (Abb. 10.1).

▶ **Merke**

Verdächtig erscheinende narbige Phimosen im Kindesalter sollten einem mit dem Erkrankungsbild des Lichen sclerosus vertrauten Kinderchirurgen oder Kinderurologen vorgestellt werden.

© Der/die Autor(en), exklusiv lizenziert an Springer-Verlag GmbH, DE, ein Teil von Springer Nature 2023
B. Stier und G. Kornhäusel, *Manual Jungenmedizin I – Untersuchung und relevante Krankheitsbilder*, essentials,
https://doi.org/10.1007/978-3-662-68262-3_10

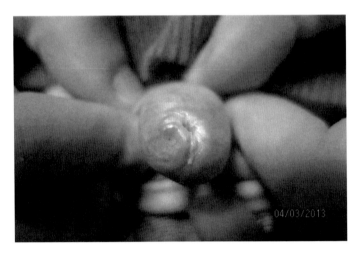

Abb. 10.1 Deutliche Narbenphimose bei Lichen sclerosus. (Rechte des Bildes beim Autor)

Vorkommen

Grundsätzlich kann der Lichen sclerosus alle Altersstufen betreffen. Er kommt schon im Neugeborenen-Alter vor. Die Häufigkeit des Auftretens steigt mit zunehmendem Alter an. Praepubertär wird von einer Häufigkeit von 0,01–0,07 % ausgegangen (Celis et al., 2013). Bei bis zu 15–40 % aller wegen einer Phimose zirkumzidierten Kinder und Jugendlichen wurde ein Lichen sclerosus festgestellt. Die wahre Häufigkeit ist nach wie vor unklar und schwankt zwischen unter 10 bis über 50 %, je nach Literatur. Bei jeder erworbenen Phimose muss zwingend an den Lichen sclerosus als Ursache gedacht werden. Immunogenetische Studien weisen auf eine Assoziation mit ALA-Antigenen hin.

Die Krankheit wird in ihrer Bedeutung bei Jungen unterschätzt und häufig übersehen bzw. nicht erkannt. Leider sind die Kenntnisse bzgl. des Lichen sclerosus, besonders wenn er bei Jungen auftritt, vielfach dürftig. Sie tritt aber bei Jungen deutlich häufiger auf als vermutet. Bei jeder narbigen Phimose im Jugendalter sollte unbedingt an einen Lichen sclerosus als Ursache gedacht werden. In >30 % der Fälle findet sich dabei histologisch ein Lichen sclerosus. Jede Zirkumzision bei Narbenphimose sollte daher histologisch aufgearbeitet werden.

Stellenwert in der Grundversorgung
Lichen sclerosus befällt bei Jungen in nahezu allen Fällen den Penis und kann zu
einer operationsbedürftigen Phimose führen. Es besteht weiterhin Forschungsbedarf
zur Klärung der Pathogenese.

Klinisches Erscheinungsbild
Es bestehen – vor allem im Frühstadium – Juckreiz und als brennend angegebene
Schmerzen. Das Präputium und seltener die Glans penis sind die bevorzugten Prädi-
lektionsorte (57 %). Es besteht Dysurie bei Befall des Meatus (4 %) und der Urethra
(20 %) sowie schmerzhafte Erektionen (bei Befall des Frenulums). Viele Patienten
berichten über eine z. T. deutliche Beeinträchtigung ihres Sexuallebens.

In vielen Fällen sieht man bei der Erstuntersuchung bereits eine weißlich porzel-
lanartig sklerotische Vernarbung des distalen Präputiums als typischen weißlichen
Ring, die zu einer zunehmenden Phimose geführt hat. Die Haut ist sehr empfindlich
und reißt leicht ein (z. B. bei Manipulation).

Diagnose
Die Diagnose des Lichen sclerosus kann häufig bereits aufgrund des typischen
klinischen Bildes, wenn daran gedacht wird, gestellt werden. Wegen der möglichen
Komplikationen (z. B. Meatusenge) und der Rezidive sollte die Diagnose jedoch
histologisch gesichert werden. Bei eindeutigem klinischem Bild ist keine Histologie
erforderlich. Gelegentlich treten nach Beschneidung (mechanische Manipulation)
erneut Hautveränderungen im Narbenbereich auf.

Differenzialdiagnose
Die lokalisierte Form der Sklerodermie, auch Morphea genannt, stellt eine chronische, in Schüben verlaufene Bindegewebserkrankung der Haut dar. Histologisch
und klinisch kann die Morphea manchmal nur sehr schwer vom Lichen sclerosus
unterschieden werden. In der Literatur finden sich Fälle von Patienten, bei denen
beide Krankheitsbilder nebeneinander existieren. Ob Morphea und Lichen sclerosus
zu einer Krankheitsfamilie gehören, ist bislang nicht geklärt (Buss & Höger, 2021).

▶ Merke

Der Lichen sclerosus stellt keine Krebsvorstufe dar, sondern ist eine gutartige chronische Hauterkrankung mit überwiegendem Anogenitalbefall. Allerdings
besteht ein erhöhtes Risiko für das Auftreten eines Peniskarzinoms im späteren
Alter (>30 Jahre). Hierbei könnte eine HPV-Infektion (Mit-)Ursache sein. Dies
unterstreicht die Notwendig der HPV-Impfung auch bei allen Jungen.

Therapie

Jungen und Männer profitieren sehr von einer frühzeitigen Diagnose und Behandlung mit einer Ausheilungsrate bis zu 100 %.

Derzeit gibt es keine einzige Strategie (medizinisch oder chirurgisch), die für die Behandlung von Lichen sclerosus ausschließlich empfohlen werden kann. Patienten und ihre Eltern oder Betreuer sollten über die verschiedenen Optionen informiert und ihre Vor- und Nachteile erläutert werden, damit sie eine Entscheidung treffen können. Die Behandlung mit einem hochpotenten Kortikosteroid für drei Monate gilt heute als Behandlung der ersten Wahl (Lewis, 2018; Promm, 2020; Papini, 2021). Eine Remission kann hierdurch in bis zu 75 % der Fälle erreicht werden, eine Heilung in bis zu 50 % (Kirtschig et al., 2016). Eine vollständige Zirkumzision wird empfohlen, wenn diese Therapie nicht zur kompletten Remission führt (Stehr et al., 2021). Die Zirkumzision hat bislang die höchste Erfolgsrate (bis zu 100 % bei Beschränkung des Befundes auf Präputium und Glans penis). Leider war und ist in vielen Studien die Nachbeobachtungszeit häufig zu kurz bemessen und daher eine mögliche Rezidivrate unklar.

Eine ebenso wirksame Alternative ist die Off-Label-Anwendung von topischen Calcineurin-Inhibitoren wie Tacrolimus und Pimecrolimus. Topische Retinoide können eine nützliche Alternative zu Kortikosteroiden darstellen, selbst wenn bei etwa einem Drittel der behandelten Patienten lokale Nebenwirkungen auftreten.

Kein signifikanter Nutzen hingegen wird für topisches Testosteron, Dihydrotestosteron und Progesteron angegeben. Die Heilungsrate von LS nach Beschneidung bei Männern mit leichter bis mittlerer Erkrankung wird in der Mehrzahl der Fälle beschrieben (die Heilungsrate beträgt fast 100 %). Es gibt jedoch keine randomisierten kontrollierten Studien, die dies bestätigen, und es fehlen gute Langzeit-Follow-up-Studien. Führt die anfängliche dreimonatige Behandlung mit topischen Medikamenten bei männlichen LS-Patienten nicht zur vollständigen Genesung, sollte eine vollständige Zirkumzision empfohlen werden, insbesondere in nicht komplizierten Fällen in frühen Stadien (Papini et al., 2021). Eine Teilbeschneidung führt zu einer erhöhten Rezidivrate. Eine histopathologische Aufarbeitung des OP-Präparates sollte erfolgen.

Die Nachbeobachtungszeit sollte mindestens 5 Jahre betragen (Spätrezidive möglich). Wegen des geringeren Nebenwirkungspotenzials ist Mometasonfuorat bei Kindern möglicherweise geeigneter als Clobetasolpropionat, wobei bei einer Applikation zweimal pro Woche an zwei aufeinanderfolgenden Tagen kaum Nebenwirkungen zu erwarten sind (Kirtschig, 2016).

▶ **Merke**

- Milde Kortisonpräparate, wie z. B. Hydrokortison, sind therapeutisch unwirksam.
- Verwendet werden sollten stärkere Präparate über einen Zeitraum von bis zu 3 Monaten, die z. B. 1–2 x/Tag lokal angewendet werden, mit einer möglichen Reduktion auf 1 x/Tag nach einem Monat, je nach Erfolg der Therapie (Erfolgsrate ca. 75 %). Hautrötungen und hautverdünnende Wirkung durch topische Kortisonanwendung verschwinden rel. rasch nach Absetzen der Therapie (Papini et al., 2021).
- Ein schubartiger Verlauf der Erkrankung sollte bedacht werden.

▶ **Der Jugendliche und die Eltern sollten über die Gutartigkeit des Befundes und den Verlauf aufgeklärt und beruhigt werden.**

Was sollten Sie wissen

- Beim Lichen sclerosus handelt es sich um eine chronisch fortlaufende Erkrankung. Eine frühzeitige Diagnose und konsequente Therapie ist essentiell, um das Risiko für Rezidive zu minimieren und dem Befall von Meatus und Urethra vorzubeugen. Er stellt keine Krebsvorstufe dar.
- Grundsätzlich kann der Lichen sclerosus alle Altersstufen betreffen. Er kommt schon im Neugeborenen-Alter vor. Die Häufigkeit des Auftretens steigt mit zunehmendem Alter an. Die Krankheit wird in ihrer Bedeutung bei Jungen unterschätzt und häufig übersehen bzw. nicht erkannt. Bei jeder narbigen Phimose im Jugendalter sollte unbedingt an Lichen sclerosus als Ursache gedacht werden.

Therapie

- Eine frühzeitige Diagnose und Behandlung reduziert das Risiko für Rezidive und den Befall von Meatus und Urethra
- Med. mit Kortisonsalbe oder Calcineurinantagonisten (z. Zt. noch off-label-use)
- Ggf. Zirkumzision

- Eine topische Salbentherapie mit hochdosiert cortisonhaltigen Salben hat nicht nur einen therapeutischen Effekt, sondern scheint auch eine Karzinomentwicklung zu verhindern
- Jungen und Männer profitieren sehr von einer frühzeitigen Diagnose und Behandlung mit einer Ausheilungsrate bis zu 100 %
- Langfristig könnten Jungen mit Lichen sclerosus von einer HPV-Impfung profitieren.
- Es besteht Forschungsbedarf zur weiteren Klärung

Beispiel Oskar

Diagnose: hochgradige Phimose mit lichenoider Veränderung des inneren Blattes der Vorhaut und der Glans penis. Kein Hinweis für Meatusstenose. Es wurde eine totale Zirkumzision durchgeführt mit anschließender Nachsorge.

Spermatozele

11

Fallbeispiel

Friedrich, 16 Jahre: kommt in die Praxis: „Sie haben doch gesagt … und ich habe jetzt bei mir am Hoden eine Verdickung festgestellt".

Fragestellung

- Gibt es eine Vorgeschichte?
- Schmerzlos oder schmerzhaft?
- Zunehmend oder stationär?

Definition

Bei der Spermatozele handelt es sich um eine mit eiweißreicher und spermienhaltiger Flüssigkeit gefüllte Retentionszyste des Nebenhodens, meist am oberen Hodenpol lokalisiert.

Vorkommen

Die Spermatozele kann angeboren sein oder als Folge von Entzündungen des Nebenhodens (Epididymitis) oder eines Traumas auftreten. Über die Häufigkeit im Jugendalter ist nichts bekannt, jedoch werden immer wieder bei Routineuntersuchungen (z. B. J1/J2) Spermatozelen als Zufallsbefund entdeckt. Die Spermatozele kann sowohl beidseitig wie auch einseitig vorhanden sein. Gekammerte Spermatozelen kommen vor. Spermatozelen sind völlig harmlos und verursachen in der Regel keine Schmerzen. Sie sind bei ca. 80 % aller Männer zu finden, meistens aber nur von geringer Größe bzw. nicht einmal wahrnehmbar. Nur bei 5 % aller Männer sind

B. Stier und G. Kornhäusel, *Manual Jungenmedizin I – Untersuchung und relevante Krankheitsbilder*, essentials,
https://doi.org/10.1007/978-3-662-68262-3_11

sie wesentlich größer und können Beschwerden verursachen. Die Häufigkeit steigt mit zunehmendem Alter an. Ein Fertilitäts- und Tumorrisiko besteht nicht.

Stellenwert in der Grundversorgung
Das eigene Entdecken einer Spermatozele weist auf die Selbstuntersuchung des Hodens durch den Jugendlichen hin. Neben der Harmlosigkeit des Befundes sollte unbedingt eine Würdigung und Bestärkung der regelmäßigen Selbstuntersuchung erfolgen.

Diagnose/Differenzialdiagnose
Die Inspektion der Leistenregion und des Skrotums sowie die Palpation der Skrotalorgane ist essentiell. Dabei findet sich typischerweise eine relativ feste rundliche Raumforderung unterschiedlicher Größe, in der Regel am oberen Hodenpol lokalisiert. Die Diagnose ist mittels des Ultraschalls rasch zu stellen. Sie zeigt eine echofreie, evtl. gekammerte zystische Raumforderung im Bereich des Nebenhodens. Evtl. besteht eine Ektasie der Rete testis. Differenzialdiagnostische Pathologien wie z. B. Hoden- und Nebenhodentumore können dabei ebenfalls ausgeschlossen werden.

Differenzialdiagnostisch kommt eine Funikulozele in Betracht (Lage!).

Therapie
Asymptomatische Spermatozelen (am weitaus häufigsten) bedürfen keiner Behandlung. Sehr selten ergibt sich eine Behandlungsindikation bei Größenzunahme, Schmerzhaftigkeit und Druckgefühl. Im frühen Stadium ist aufgrund der Risiken (Sterilität!) von einem chirurgischen Eingriff abzuraten. Nur bei erheblichem Leidensdruck kann eine operative Entfernung erwogen werden, wobei über die Gefahr der operationsbedingten Fertilitätsbeeinträchtigung der betroffenen Seite aufzuklären ist.

▶ **Merke**

Der Patient sollte darüber aufgeklärt werden, dass es sich um eine gutartige Zyste handelt, und auch kein Risiko der Entartung sowie der Beeinträchtigung der Fertilität besteht.

Was sollten Sie wissen

- Retetionszyste des Nebenhodens/Ductus spermaticus (Diff. Diag.: Funikulozele: Flüssigkeitsansammlung im Bereich des Samenstrangs)
- am Kopf des Nebenhodens lokalisiert
- enthält Sperma
- gewöhnlich klein und relativ fest – evtl. größer und wie ein „dritter Hoden" imponierend (Transillumination)
- Behandlung nur, wenn Beschwerden (sehr selten)
- rel. OP-Indikation:
  - Schmerzen,
  - störende Größe
- **Operative Sanierung → hohe Wahrscheinlichkeit der Sterilität!**

Beispiel Friedrich

Er wurde von der Harmlosigkeit des Befundes überzeugt und in der Selbstuntersuchung bestärkt.

Was Sie aus diesem *essential* mitnehmen können

- Jede medizinische Beratung in der Jungenmedizin sollte zum Gesprächsangebot genutzt werden. Expertise zeigen!
- „Ziehen in der Leiste"/Leistenschmerzen bei Jungen umschreiben ein Symptom von großer Varianz und Komplexität. Von rein psychischer Ursache bis zum medizinischen Notfall reicht die Bandbreite dessen, was sich dahinter verbergen kann. Dies stellt den Untersucher vor große Herausforderungen und erfordert neben Fingerspitzengefühl große fachliche Kompetenz.
- Nach Sexualverkehr mit infiziertem/r Partner/in sollte unbedingt an Partner/in-Behandlung gedacht werden.
- Ca. 40–50 % der Jungen mit akuten skrotalen Schmerzen haben eine Hydatiden-Torsion.
- Differenzialdiagnostisch muß immer eine Hodentorsion ausgeschlossen werden.
- Klinisches Ansprechen der Therapie bei Epididymitis sollte innerhalb von 3 Tagen deutlich werden, ansonsten sollten Resistenzentwicklungen bedacht und ggf. die Therapie umgestellt werden. Die Prognose im Bezug auf Heilung ist generell gut bis sehr gut. Rezidive kommen vor.
- Patienten im Jugendalter mit einer bakteriellen Infektion im Sinne einer Epididymoorchitis sollten – besonders bei Vorliegen einer sexuell übertragenen Erkrankung – eingehend auf Schutzmöglichkeiten (Kondom!) hingewiesen werden.
- Ein atropher, aber tastbarer Hoden muß nicht unbedingt entfernt werden, aber eine kontralaterale Hodenschädigung kann durch einen (Auto-)Antikörper induzierten immunologischen Prozess des belassenen inkarzerierten Hodens entstehen!
- Die prophylaktische Orchidopexie der Gegenseite sollte im Falle einer Hodentorsion zeitnah erfolgen.

- Bei Hydrozele ist eine Ultraschalluntersuchung indiziert (immer Hoden und Nebenhoden mitbeurteilen) – eine reaktive Hydrozele kann bei Tumoren bestehen!!/cave Leistenhernie!
- Eine chirurgische Intervention sollte bei Hirsuties papillaris penis nur äußerst zurückhaltend erwogen werden wegen möglicher Narbenbildung (=> CO_2-Laserbehandlung).
- Grundsätzlich kann der Lichen sclerosus alle Altersstufen betreffen. Er kommt schon im Neugeborenenalter vor. Die Häufigkeit des Auftretens steigt mit zunehmendem Alter an. Die Krankheit wird in ihrer Bedeutung bei Jungen unterschätzt und häufig übersehen bzw. nicht erkannt. Bei jeder narbigen Phimose im Jugendalter sollte unbedingt an Lichen sclerosus als Ursache gedacht werden.
- Spermatozelen-Behandlung nur, wenn Beschwerden bestehen (sehr selten).
- rel. OP-Indikation bei Spermatozele:
  - Schmerzen,
  - störende Größe
  - Eine operative Sanierung birgt eine hohe Wahrscheinlichkeit nachfolgender Sterilität!

Literaturauswahl – weitere Literatur beim Verfasser

Jungenmedizinische Untersuchung

Brand, I., & Reinken, L. (1988). Die Wachstumsgeschwindigkeit gesunder Kinder in den ersten 16 Lebensjahren: Longitudinale Entwicklungsstudie Bonn – Dortmund. *Klin Pädiat, 200,* 451–456.

Hurrelmann, K., & Kolip, P. (2002). *Geschlecht, Gesundheit und Krankheit. Männer und Frauen im Vergleich.* Huber.

Joustra, S. D., et al. (2015). New reference charts for testicular volume in Dutch children and adolescents allow the calculation of standard deviation scores. *Acta Paediatrica, 104,* e271–e278.

Klein, D. A., Goldenring, J. M., & Adelman, W. P. (2014). HEEADSSS 3.0 – The psychosocial interview for adolescents updated for a new century fueled by media. *Contemporary Pediatrics, 1–2014,* 16–28.

Marshall, W. A., & Tanner, J. M. (1969). Variations in pattern of pubertal changes in boys and girls. *Archives of Disease in Childhood, 44,* 291–303.

Rattay, P., Starker, A., Domanska, O., Butschalowsky, H., Gutsche, J., & Kamtsiuris, P. (2014). KiGGS Study Group: Trends in der Inanspruchnahme ambulant-ärztlicher Leistungen im Kindes- und Jugendalter Ergebnisse der KiGGS-Studie – Ein Vergleich von Basiserhebung und erster Folgebefragung (KiGGS Welle 1). *Bundesgesundheitsbl, 57,* 878–891.

Schulz, M., et al. (2016). Teilnahme an der Jugendgesundheitsuntersuchung J1 in der gesetzlichen Krankenversicherung (GKV). https://doi.org/10.20364/VA-16.08.

SSHADESS 2014 American Academy of Pediatrics (AAP). https://www.aap.org/en-us/professional-resources/Reaching-Teens/Documents/Private/SSHADESS_handout.pdf.

Stier, B. Jungenmedizin. In R. Kerbl, R. Kurz, R. Roos, L. Wessel, & K. Reiter (Hrsg.), *Referenz Pädiatrie* (1. Aufl.). Thieme [in Bearbeitung].

Stier, B. (2014). Offen gestanden… Das männliche Genitale. Leitfaden für Ärztinnen und Ärzte für die (Vorsorge-) Untersuchung und Beratung von Eltern und Patienten. BVKJ e. V. https://netzwerkmaennergesundheit.files.wordpress.com/2017/01/offen-gestanden.pdf.

Stier, B., Weissenrieder, N., & Schwab, K. O. (Hrsg.). (2018). *Jugendmedizin* (2. Aufl.). Springer.

The Lancet. (2015) Editorial. Adolescent health: Boys matter too. *The Lancet, 386*(5), 2227.
Veale, D., Miles, S., Bramley, S., Muir, G., & Hodsoll, J. (2014). Am I normal? A systematic review and construction of nomograms for flaccid and erect penis length and circumference in up to 15 521 men. *BJU International 2015, 115*, 978–986.
Wieringen, J. C. van, Waffelbakker, F., Verbrugge, H. P. & DeHaas, J. E. (1965). *Growth diagrams.* Wolter-Noordhoff.

Ziehen in der Leiste

Gatzka, C. (2020). Das femoroacetabuläre Impingement (FAI) als relevante Differentialdiagnose zur Leistenhernie. Ätiologie – Anamnese – Diagnostik – Behandlungsoptionen. *Passion Chirurgie, 10*(09/III), Artikel 03_01.
Joustra, S. D., et al. (2015). New reference charts for testicular volume in Dutch children and adolescents allow the calculation of standard deviation scores. *Acta Paediatrica, 104*, e271–e278.
Marshall, W. A., & Tanner, J. M. (1969). Variations in pattern of pubertal changes in boys and girls. *Archives of Disease in Childhood, 44*, 291–303.
Stier, B. Leitsymptom – Ziehen in der Leiste. In R. Kerbl, R. Kurz, R. Roos, L. Wessel, & K. Reiter (Hrsg.), *Referenz Pädiatrie* (1. Aufl.). Thieme [in Bearbeitung].
Veale, D., Miles, S., Bramley, S., Muir, G., & Hodsoll, J. (2014) Am I normal? A systematic review and construction of nomograms for flaccid and erect penis length and circumference in up to 15 521 men. *BJU International 2015, 115*, 978–986.
Wieringen, J. C. van, Waffelbakker, F., Verbrugge, H. P., & DeHaas, J. E. (1965). *Growth diagrams.* Wolter-Noordhoff.

Balanitis/Balanoposthitis

Berner, R., & Scholz, H. (2014). Bakterielle Infektionen: Gramnegative Kokken. In G. F. Hoffmann, M. J. Lentze, J. Spranger, & F. Zepp (Hrsg.), *Pädiatrie* (S. 867). Springer.
Edwards, S. K., Bunker, C. B., Ziller, F., & Van der Meijden, W. I. (2014). 2013 European guideline for the management of balanoposthitis. *International Journal of STD and AIDS, 25*(9), 615–626.
Gödel, C. (2016). Balanitis. http://www.netdoktor.de/krankheiten/balanitis. Zugegriffen: Juli 2017.
Stier, B. Balanitis/Balanoposthitis. In R. Kerbl, R. Kurz, R. Roos, L. Wessel, & K. Reiter (Hrsg.), *Referenz Pädiatrie* (1. Aufl.). Thieme [in Bearbeitung].

Epididymitis

Stier, B. Epididymitis/Epididymoorchitis (Panorchitis). In R. Kerbl, R. Kurz, R. Roos, L. Wessel, & K. Reiter (Hrsg.), *Referenz Pädiatrie* (1. Aufl.). Thieme [in Bearbeitung].
S2k-Leitlinie 006/023: Akutes Skrotum im Kindes- und Jugendalter 8/2015 – Verlängert bis 30.08.2020 – Wird z.Zt. überarbeitet. https://register.awmf.org/assets/guidelines/006-023l_S2k_Akutes_Skrotum_Kinder_Jugendliche_2015-08-abgelaufen.pdf. Zugegriffen: 21. Jan. 2023.

Hirsuties papillaris penis

Aldahan, A. S., Brah, T. K., & Nouri, K. (2018). Diagnosis and management of pearly pinile papules. *American Journal of Men's Health, 12*(3), 624–627.

Stier, B. Hirsuties papillaris penis. In R. Kerbl, R. Kurz, R. Roos, L. Wessel, & K. Reiter (Hrsg.), *Referenz Pädiatrie* (1. Aufl.). Thieme [in Bearbeitung].

Hodentorsion

Deeg, K. H. (2021). Differenzialdiagnose des akuten Skrotums im Kindes- und Jugendalter mit der hochauflösenden Duplexsonografie. *Ultraschall in Med, 42,* 10–38.

Schneble, F., Pöhlmann, T., Segerer, H., & Melter, M. (2011). Hodensonografie bei Kindern und Jugendlichen mit Bestimmung Doppler-sonografischer Referenzwerte der intratestikulären Arterien. *Ultraschall in Med, 32,* E51–E56.

Stier, B. Hodentorsion. In R. Kerbl, R. Kurz, R. Roos, L. Wessel, & K. Reiter (Hrsg.), *Referenz Pädiatrie* (1. Aufl.). Thieme [in Bearbeitung].

S2k-Leitlinie Akutes Skrotum im Kindes- und Jugendalter Version 5.0. (2015). Verlängert bis 08/2020 (z. Zt. in Überarbeitung). https://register.awmf.org/de/leitlinien/detail/006-023.

Hydatidentorsion

Deeg, K. H. (2021). Differenzialdiagnose des akuten Skrotums im Kindes- und Jugendalter mit der hochauflösenden Duplexsonografie. *Ultraschall in Med, 42,* 10–38.

Miller, J. (2011). Hydatidentorsion. In W. Krause, W. Weidner, H. Sperling, & T. Diemer (Hrsg.), *Andrologie* (4. Aufl.). Thieme.

Pomajzl, A. J., & Leslie, S. W. (2021). *Appendix testes torsion.* StatPearls Publishing LLC 2021. https://www-ncbi-nlm-nih-gov.translate.goog/books/NBK546994/?_x_tr_sl= en&_x_tr_tl=de&_x_tr_hl=de&_x_tr_pto=ajax,se,elem,sc.

Stier, B. Hydatidentorsion. In R. Kerbl, R. Kurz, R. Roos, L. Wessel, & K. Reiter (Hrsg.), *Referenz Pädiatrie* (1. Aufl.). Thieme [in Bearbeitung].

S2k-Leitlinie 006/023: Akutes Skrotum im Kindes- und Jugendalter 8/2015 – verlängert bis 30.08.2020 – wird z. Zt. überarbeitet. https://register.awmf.org/assets/guidelines/006-023l_S2k_Akutes_Skrotum_Kinder_Jugendliche_2015-08-abgelaufen.pdf (Wird z. Zt. überarbeitet).

Hydrozele/Hydrocele funiculi spermatici

Radmayr, C., Bogaert, G., Burgu, B., Castagnetti, M. S., Dogan, H. S., O'Kelly, F., Quaedackers, J., Rawashdeh, Y. F. H., & Silay, M. S. (2023). EAU guidelines on paediatric urology. https://uroweb.org/guidelines/paediatric-urology. Zugegriffen: 16. Mai 2023.

Wessel, L., & Lange, B. (2020). AWMF- Leitlinie Leistenhernie, Hydrozele. https://www.awmf.org/uploads/tx_szleitlinien/006-030l_S1_Leistenhernie_Hydrozele_2020-11_1.pdf. Zugegriffen: 24. Sept. 2021.

Lichen sclerosus

Buss, M., & Höger, P. (2021). Lichen sclerosus im Kindesalter. *Monatsschr Kinderheilkd, 169*, 133–143

Celis, S., Reed, F., Murphy, F., Adams, S., Gillik, J., Abdelhafeez, A. H., & Lopez, P. J. (2013). Balanitis xerotica obliterans in children and adolescents: A literature review and clinical series. *Journal of Pediatric Urology 2014, 10*, 34–39.

Kirtschig, G. (2016). Lichen sclerosus – Beratungsanlass, Diagnose und therapeutisches Procedere. *Deutsches Ärzteblatt International, 113*, 337–343. https://doi.org/10.3238/arztebl. 2016.0337.

Lewis, F. M., Tatnall, F. M., Velangi, S. S., Bunker, C. B., Kumar, A., Brackenbury, F., Mohd Mustapa, M. F., & Exton LS (2018) British Association of Dermatologists guidelines for the management of lichen sclerosus. *British Journal of Dermatology, 178*(4), 839–853.

Papini, M., Russo, A., Simonetti, O., Borghi, A., Corazza, M., Piaserico, S., Feliciani, C., & Calzavara-Pinton, P. (2021). Diagnosis and management of cutaneous and anogenital lichen sclerosus: Recommendations from the Italian Society of Dermatology (SIDemaSt). *Italian Journal of Dermatology and Venereology, 156*(5), 519–533. https://www. minervamedica.it/en/getfreepdf/UTB3S3RTSUZFK2lwL0xia2tCeWtEUWorRk9VMVh MMCt3Nkp1NmkyY0pNYW5HY0t1emI3bzNtWTdlci9JMVAwdg%253D%253D/R23 Y2021N05A0519.pdf. Zugegriffen: 22. Jan. 2022.

Promm, M., Rösch, W. H., & Kirtschig, G. (2020). Lichen sclerosus im Kindesalter. *Der Urologe, 2020*(59), 271–277.

Stehr, et al. (2021). S2k Leitlinie „Phimose und Paraphimose bei Kindern und Jugendlichen". https://www.awmf.org/uploads/tx_szleitlinien/006-052m_S2k_Phimose-Paraph imose-Kinder-Jugendliche_2022-03_01.pdf.

Stier, B. Lichen sclerosus. In R. Kerbl, R. Kurz, R. Roos, L. Wessel, & K. Reiter (Hrsg.), *Referenz Pädiatrie* (1. Aufl.). Thieme [in Bearbeitung].

Orchitis/Epididymoorchitis (Panorchitis)

Stier, B. Orchitis-Epididymoorchitis (Panorchitis). In R. Kerbl, R. Kurz, R. Roos, L. Wessel, & K. Reiter (Hrsg.), *Referenz Pädiatrie* (1. Aufl.). Thieme [in Bearbeitung].

Stier, B. (2020). Orchitis/Epididymoorchitis (Panorchitis). In U. Fegeler, E. Jäger-Roman, & K. Rodens (Hrsg.), *Praxishandbuch der pädiatrischen Grundversorgung* (2. Aufl.). Elsevier GmbH (3.Auflage z. Zt. in Bearbeitung).

S2k-Leitlinie 006/023: Akutes Skrotum im Kindes- und Jugendalter 8/2015 – Verlängert bis 30.08.2020 – Wird z. Zt. überarbeitet. https://register.awmf.org/assets/guidelines/006-023l_S2k_Akutes_Skrotum_Kinder_Jugendliche_2015-08-abgelaufen.pdf.

Spermatozele

Meier, M. (2013). Hydrozelen und Spermatozelen. *Journal für Urologie und Urogynäkologie, 20*(1), 14–15 (Ausgabe für Österreich).

Printed in the United States
by Baker & Taylor Publisher Services